第2版

まずはここからスタート！

＼書いて覚える／

管理栄養士

国家試験対策ワークブック

かんすた　　start & study

—人体の構造と機能及び疾病の成り立ち・基礎栄養学—

インターメディカル

JN050951

🐾 関係者一覧

監修者

久保田 優　奈良女子大学 名誉教授

川端 輝江　女子栄養大学栄養学部 教授

協力者

杉山 紘基　前・龍谷大学農学部食品栄養学科 助手

森　美沙　管理栄養士国家試験対策塾「管ゼミ」代表

編　集

管理栄養士国家試験対策「かんもし」編集室

「管ゼミ」とは

管理栄養士養成校を成績優秀者として卒業した森 美沙が運営する管理栄養士国家試験対策のオンライン塾。管ゼミオリジナルのテキストと動画は「可愛いイラストでわかりやすい！覚えやすい！」と評判で、これまで100名以上の方が受講している。「知っている」から「確実に解ける」ようにするために、疑問を一つ一つ丁寧に解消しながら二人三脚で合格を目指すことが特徴となっている。

問い合わせ先：mori@kan-zemi.com

管ゼミ Instagram

はじめに

　『かんすた』は、過去 10 年分の管理栄養士国家試験でよく出題された知識とその前提となる基礎的な知識を空欄とし、読者自身が空欄に適語を補充していくことで国試合格の力を養う記入形式のワークブックです。

　本書は、国試で問われる知識とその前提知識について理解しやすいよう短い文で記述し、視覚的な理解を促すイラストや表を盛り込みながら、各テーマを学習のモチベーションが維持できる分量でコンパクトにまとめました。国試での出題実績を★マークの数で示していますので、優先的に学ぶべき知識も一目瞭然です。文章を読んで、重要語句を手で書いて、イラストを目で見て、問題を解くことで、文字による解説を受動的に読むよりも効果的に知識の理解・定着を図ります。改訂第 2 版では、令和 5 年度から適用される国家試験出題基準に対応しました。

　管理栄養士国家試験で出題される 10 科目のうち、本書では出題の約 2 割を占める「人体の構造と機能及び疾病の成り立ち」と「基礎栄養学」の 2 科目を取り上げました。この 2 科目は「応用栄養学」や「臨床栄養学」などの他の科目を理解するに当たって土台の知識となる科目である一方、覚えるべき知識が多く、受験生が苦手としやすい科目でもあります。そのため、まずは国試合格の土台を形成するための入門として本書を手に取ってもらい、すでに国試対策を始めている人にとっても、これから国試対策を始める人にとっても、本書が国試対策における弱点を補うことができる教材となれば幸いです。

2023 年 7 月

管理栄養士国家試験対策「かんもし」編集室

Contents

3章 基礎栄養学

本書の使い方

学習するテーマ名です。

出題 GL：そのテーマが、管理栄養士国家試験出題基準（ガイドライン）のどこに該当するかを明記しています。国試の問題は概ね出題基準の順番に沿って出題されます。

TOPICS：そのテーマにおいて必ず理解・暗記して欲しいポイントを明記しています。また、国試でよく問われる知識や問われ方についての情報も掲載しています。

4 糖尿病

出題 GL 9 栄養障害と代謝疾患 —— C 肥満と代謝疾患 —— b 糖尿病

TOPICS

* 慢性的な高血糖状態は、網膜症、腎症、神経障害の細小血管症および全身の動脈硬化症を引き起こす。
* 国試では 1 型糖尿病と 2 型糖尿病の違いや糖尿病の薬物療法が頻出である。

糖尿病の病態

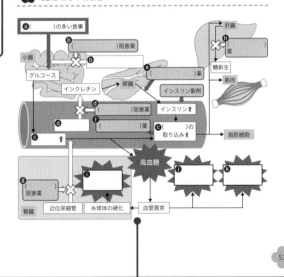

53

そのテーマで取り上げる概念やメカニズムなどをイメージしやすいようイラストで表現しています。イラストにある空欄に適切な語句を書き込んで、流れや位置関係などと合わせて理解しましょう。

国試で問われる知識が理解できるよう、短い文章でまとめています。重要な語句を空欄にしているので、適切な語句を書き込みましょう。また、（　）内にあらかじめ語句を記載している箇所がありますので、適切な語句を選んで○をつけましょう。正答は巻末の「正答一覧」に掲載しています。

官との間の情報伝達を行う。

□末梢神経は、働きにより体性神経系と生命の恒常性を維持する（²　　　　）系に大別される。

□体性神経系は、感覚器から中枢神経系に情報を伝える（³　　　　）神経と中枢神経系から骨格筋に情報を伝える（⁴　　　　）神経に大別される。

□自律神経系は、循環・消化・体温などを調整する（⁵　　　　）神経と（⁶　　　　）神経があり、両者は正反対に作用する。

★マーク：過去10年分の国試で出題された知識について、★の数で出題頻度を示しています。
★★★：4回以上出題
★★：2～3回出題
★：1回出題

		交感神経	副交感神経
神経伝達物質	神経節前線維→神経節後線維	（ⓐ	）
	神経節後線維→器官	（ⓑ　　）（汗腺のみⓒ）	（ⓒ　　）
循環器	心拍数・血圧	（ⓓ　　）	（ⓔ　　）★
消化器	小腸の蠕動運動	（ⓕ　　）★★★	（ⓖ　　）
	唾液・胃酸分泌	（ⓗ　　）	（ⓘ　　）★★
呼吸器	気管支	（ⓙ　　）★	（ⓚ　　）
感覚器	皮膚からの発汗	（ⓛ　　）★	－
	目の瞳孔	（ⓜ　　）★	（ⓝ　　）

• 末梢神経は 12月31日の大晦日　と覚えよう！
　12 対 31 対
（脳神経）（脊髄神経）

Watchanアドバイス：国試対策に詳しいWatchanが、暗記しやすいゴロや理解しやすい考え方を教えてくれます。

＼○か✕か 正誤を考えよう！／

• Q1：摂食中枢は、中脳にある。
• Q2：迷走神経の興奮により、胃酸分泌が抑制される。
• Q3：休息時には、副交感神経が優位となる。

＼○か✕か 正誤を考えよう！／：各テーマの最後には、テーマ内の知識を確認できる国試の類題を用意しました。問題の文章が正しいか誤っているか、誤っているならどこが誤っているかを考えましょう。

✦ 本書を使った学習方法

1. これから国試対策をはじめる方には

STEP 1 自分の興味のあるテーマを見つけましょう。

国試対策はもちろん、管理栄養士に求められる知識に自信がなかったり、なにから学習をはじめればよいかわからない場合は、まずは自分の興味のあるテーマから取組みましょう。他の科目での理解の前提となる解剖生理学や栄養素から学びはじめるのがおすすめです。

2. すでに国試対策をはじめている方には

STEP 1 「正誤を考えよう！」を解いて自分の苦手なテーマを見つけましょう。

各テーマの冒頭にある「TOPICS」を読んでピンとこなかったり、各テーマの最後にある「正誤を考えよう！」を解いてみてわからなかったりした場合、それがあなたの苦手テーマと考えられます。模擬試験「かんもし」で得点できなかった問題も、あなたの苦手テーマです。

STEP 2 選んだテーマの空欄を記入していきましょう。

STEP 3 「正誤を考えよう！」に挑戦しましょう。

STEP 4 先に選んだテーマに関連するテーマに取り組みましょう。
例えば1章の「7 脂質の構造と機能」や「8 脂質の代謝」の次に、3章の「6 脂質の体内代謝」に取り組むなど、記憶が残っているうちに関連する知識を連続して反復的に学ぶことで、より深く理解でき、知識の定着を図ることができます。

- 空欄に赤ペンで記入した後、赤シートで記入した空欄を隠せば、繰り返し学習できます。
  ※本書に赤シートは附属しておりません。
- 空欄への解答をノートに記入して何度も書き直すのもおすすめです。

1章

人体の構造と機能
及び疾病の成り立ち
生化学

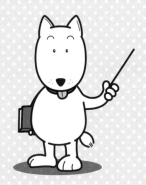

細胞内の構造と機能

出題GL 1 人体の構造 —— A 人体の構成 —— a 細胞、組織、器官、
b 細胞内の構造と機能

TOPICS

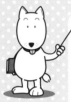

- 各細胞小器官とその役割が国試頻出。
- リボソームはたんぱく質の合成、リソームは細胞内異物の処理、粗面小胞体はたんぱく質の合成、滑面小胞体はステロイド・脂質の合成を行う。
- 細胞膜は、リン脂質の二重層で構成される。

🐾 1 細　胞

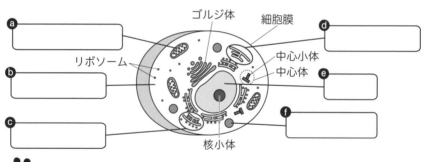

🐾 2 核

□ 核の中にある核小体は、光学顕微鏡で観察できる核内構造である。
主な働きは（¹　　　　　）合成である。

□ 核では、DNA の遺伝情報が（²　　　　　　　）へ
（³　　　）★★ される。

□ 核は（⁴　一重・二重　）の生体膜からなる核膜に覆われる。核には核内と細胞質をつなぐ通路となる（⁵　　　　　）が存在し、これを通じて核内の（⁶　　　　　）は細胞質の（⁷　　　　　）に到達する。

3 細胞質

□細胞質とは、細胞膜の内側の部分のうち (¹　　　　) 以外の部分をいい、さらに細胞小器官と (²　　　　　　　　　) に分けられる。

A 細胞小器官

□ミトコンドリアでは、(¹　　　　　) ★★ 合成が行われる。クエン酸回路はミトコンドリアの (²　　　　　　　)、電子伝達系はミトコンドリアの (³　　　　　　) に存在する。

□ミトコンドリアでは脂肪酸を (⁴　　　　　) によって (⁵　　　　) する。

□電子伝達系による (⁶　　　) 合成を (⁷　　　　) リン酸化という。

□赤血球には、ミトコンドリアが存在 (⁸ する・しない) ★★ 。

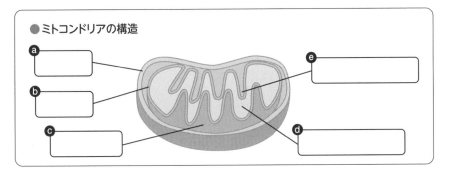

●ミトコンドリアの構造

□リソソームは、内部に (⁹　　　　　　　　　) を含み、
(¹⁰　　　　　　　　) ★★★ を行う。

□リボソームは、(¹¹　　　　　) から情報を読み取り、
(¹²　　　　　　　　) を行う。

□小胞体は、生体膜でできた袋や管からなる細胞小器官であり、表面に
(¹³　　　　　　) が付着している (¹⁴　　　　) 小胞体では、
(¹⁵　　　　) ★★ の合成が行われる。

□合成された (¹⁵　　　　) は、(¹⁶　　　　) へ運ばれる。

□ 表面に (^{17}) が付着していない (^{18}) 小胞体では、
(^{19}) や (^{20}) ★★ の合成などが行われる。

□ ゴルジ体は、(^{21}) 小胞体で合成された (^{22}) に
(^{23}) ★★★ の付加などを行うことによりたんぱく質を修飾し、
目的となる場所に運ぶ。

□ 細胞質ゾルでは、(^{24})★ が行われる。

4 細胞膜

□ 細胞膜は、細胞を区切る仕切りの役割をもち、(^{1}) の
(^{2} 一重・二重)★★★ 層で構成される。

□ 細胞膜の表面は (^{3} 親水・疎水) 性であり、細胞膜の内部は
(^{4} 親水・疎水) 性となっているため、細胞膜の外側部分は水に馴
染み (^{5} やすい・にくい) 性質をもちながら、イオンなどの電荷を
もつ分子は通過が (^{6} できる・できない)。

□ 細胞膜における細胞内外の物質のやりとりは、(^{7})
を介して行われる。

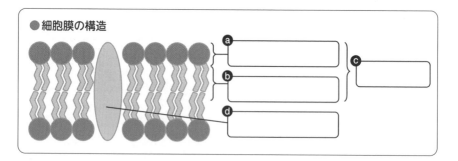

● 細胞膜の構造

a
b
c
d

✂ ○か✕か 正誤を考えよう！

● **Q1**：DNA は、核膜を通過できる。
● **Q2**：たんぱく質の合成が行われるのは、リソソームである。

2 DNAの転写・翻訳の過程

出題GL 2 アミノ酸・たんぱく質・糖質・脂質・核酸の構造と機能 ——
D 核酸の構造・機能 —— a ヌクレオチド、b DNA、c RNA、
d 遺伝情報の伝達と発現

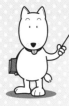

TOPICS

- ヌクレオシドは糖と塩基の化合物で、ヌクレオチドはさらにリン酸を加えた化合物。
- アデニンと塩基対を形成するのは、DNAではチミン、RNAではウラシル。
- DNAからmRNAへのコピーが転写、mRNAからたんぱく質への合成が翻訳である。

🐾 核酸の構造

● DNAの基本構造

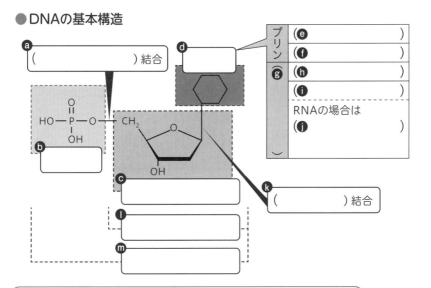

- プリン塩基は、「プリン味（あじ）」
  <u>プリン塩基</u> <u>A</u>（アデニン）と <u>G</u>（グアニン）
  で覚えよう！

A 核　酸

□核に含まれる核酸は（¹　　　　　　）であり、（²　　　　　　　　　　）を
伝える役割をもつ。

□ヌクレオシドとは、核酸を構成する（³　　　　　　　　）★★★ が
（⁴　　　　　　　　）と結合したものをいい、これに
（⁵　　　　　　　　）が結合したものを（⁶　　　　　　　　　）★★ という。

□五炭糖とは、5つの（⁷　　　　　　　　）を含む糖であり、DNA の場合は
（⁸　　　　　　　　）★ 、RNA の場合は（⁹　　　　　　　　）で
構成される。

□塩基には、プリン塩基と呼ばれる（¹⁰　　　　　　　　　）・
（¹¹　　　　　　　　）と、ピリミジン塩基と呼ばれる（¹²　　　　　　　　　）・
（¹³　　　　　　　　）・（¹⁴　　　　　　　　）がある。

B DNA

□DNA とは、ヌクレオチドが結合して（¹　　　　　　）状となったポリヌ
クレオチド鎖 2 本が（²　　　　　　　　）構造を形成している核酸で
あり、核に含まれている。

□DNA の（³　　　　　　　　）構造では、2 本のポリヌクレオチド鎖が
塩基同士で（⁴　　　　　　）★ 結合している。

□DNA の塩基同士の結合は、アデニンには必ず（⁵　　　　　　　）★★ が、
（⁶　　　　　　　）には必ず（⁷　　　　　　　）★ が結合することが特異的
に決まっている。

□DNA は体内のすべての細胞に存在しており、細胞内では放射線や
DNA 分解酵素により壊されてしまうのを防ぐため（⁸　　　　　　　）
に巻き付けられている★ 。

C RNA

☐ RNA とは、核や細胞質に存在し、4 つの塩基である (^{1}　　　　）・
（^{2}　　　　）・（^{3}　　　　）・（^{4}　　　　）★ と五炭糖である
（^{5}　　　　）とリン酸からなるヌクレオチドが結合して
（^{6}　一本・二本　）★ の分子鎖を形成している核酸である。

☐ mRNA（メッセンジャー RNA）は、（^{7}　　　　）を
（^{8}　　　　）して形成された RNA である。

☐ rRNA（リボソーム RNA）は、（^{9}　　　　）の合成の場となる
（^{10}　　　　）★ を形成する。

☐ tRNA（トランスファー RNA または転移 RNA）は、（^{11}　　　　）
に存在する mRNA に（^{12}　　　　）★★ を運搬する。

② たんぱく質の合成

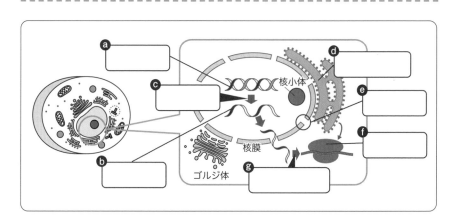

核小体

核膜

ゴルジ体

A RNA の合成

☐ 核の中にある DNA の塩基配列情報を元に（^{1}　　　　）を合成
するためには、核の外にある（^{2}　　　　）へ塩基配列情報を届
ける必要がある。

☐ DNA は核の外に出られないため、その塩基配列情報を (^{3}) した (^{4} mRNA・tRNA・rRNA) を合成して核の外に運び出している。この合成を担う酵素が (^{5} ）★ である。

☐ DNA の転写が開始される部位を (^{6} ）★ という。

☐ 転写によってできた mRNA 前駆体は、たんぱく質合成情報をもつ (^{7}) と、たんぱく質合成情報をもたない (^{8} ）★★ が交互となって構成される。(^{9}) により (^{10}) が除去され (^{11}) がつなぎ合わされて、mRNA となる。

☐ mRNA は (^{12}) に運ばれ、塩基配列情報からアミノ酸が翻訳されて (^{13}) が合成される。

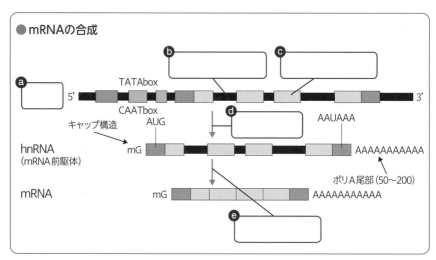

● mRNAの合成

a

5' TATAbox ... 3'
CAATbox
キャップ構造 AUG
AUG   AAUAAA

b

c

d

hnRNA
（mRNA前駆体） mG ... AAAAAAAAAAA
ポリA尾部(50〜200)

mRNA   mG ... AAAAAAAAAAA

e

B mRNA におけるアミノ酸の指定

☐ mRNA がもつ塩基配列情報は、塩基を 3 つ組み合わせた配列となる (^{1}) によって、たんぱく質を合成するためのアミノ酸を指定している。例えば、開始コドンである AUG は (^{2}) に対応する。

□アミノ酸を指定しているコドンは、(^{3}) 種の塩基を (^{4}) つ組み合わせて構成するため、全部で (^{5}) 通りの組み合わせがある。

🐾3 PCR 法

□PCR（ポリメラーゼ連鎖反応）法とは、DNA の特定の場所を人工的に (^{1}) させることで、その DNA の (^{2}) 情報を同定する検査方法である。

□PCR 法では、DNA に熱を加えることで 1 本鎖に熱変性させた後、その 1 本鎖の DNA の両端に (^{3})★ を結合させて、(^{4})★★ の作用によって DNA を合成、増幅している。

> 転写は、塩基配列をコピーすること。翻訳は、塩基情報を元にアミノ酸からたんぱく質を合成すること。コドンは、アミノ酸を表現するコード（暗号）のことだよ。

◯か✕か 正誤を考えよう！

- **Q1**：細胞内にある DNA は、核の外に移動できる。
- **Q2**：RNA は、チミンを含む★。
- **Q3**：rRNA は、リボソームを形成する。
- **Q4**：DNA から mRNA が合成される過程を、翻訳という★。
- **Q5**：成熟 mRNA は、イントロンによって構成されている。

3 アミノ酸・たんぱく質の構造と機能

出題GL 2 アミノ酸・たんぱく質・糖質・脂質・核酸の構造と機能 ——
A アミノ酸・たんぱく質の構造・機能 —— a アミノ酸、
b ペプチド、 c たんぱく質

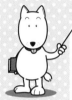

TOPICS

- アミノ酸とは、アミノ基とカルボキシ基をもつ化合物。
- ペプチドとは、2つ以上のアミノ酸がペプチド結合している化合物。
- たんぱく質には、一次構造から四次構造までの段階的な構造がみられる。

🐾 1 アミノ酸

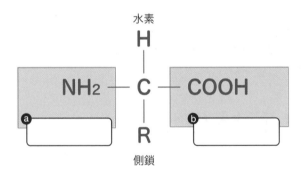

水素

$$NH_2 - \overset{\displaystyle H}{\underset{\displaystyle R}{C}} - COOH$$

a

b

側鎖

□たんぱく質とは、ヒトの身体を構成する細胞の主成分であり、たんぱく質の構成単位となっているのが、(^{1}　　　　　　) である。

□アミノ酸とは、炭素 (C) に (^{2}　　　　　　) (–COOH)、
(^{3}　　　　　　) (–NH$_2$)、(^{4}　　　　　　) (H) と、アミノ酸によって異なる (^{5}　　　　　) (R) が結合している化合物である。

□アミノ酸には、L型とD型の2つの立体構造があり、ヒトのたんぱく質の合成に利用されるのは (^{6}　　　)★ 型である。

□たんぱく質を構成するアミノ酸は（⁷　　　　）種類あり、これを栄養学的な観点から、体内で合成できない（⁸　　　　）種類のアミノ酸を（⁹　　　　　　）アミノ酸、それ以外の（¹⁰　　　　）種類のアミノ酸を（¹¹　　　　　　）アミノ酸と分類している。

●不可欠（必須）アミノ酸は、「雨降りヒト色バス」
 <u>ア</u>ミノ酸、<u>メ</u>チオニン、<u>フェ</u>ニルアラニン、<u>リ</u>シン、<u>ヒ</u>スチジン、<u>ト</u>リプトファン、<u>イ</u>ソロイシン、<u>ロ</u>イシン、<u>バ</u>リン、<u>ス</u>レオニン
　　　　　　　　　　　　　　で覚えよう！

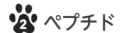

2 ペプチド

□ペプチドとは、アミノ酸とアミノ酸が（¹　　　　　）基と（²　　　　　）基を介して結合している化合物である。

□ペプチドでみられるこの結合を（³　　　　　）結合といい、結合の結果として H_2O（水）を生じる。

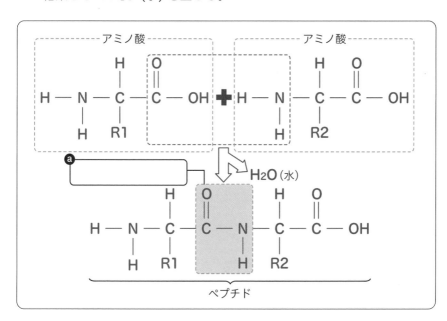

🐾3 たんぱく質

□たんぱく質とは、(^{1}　　　　　　　　）が多数結合した高分子化合物
であり、身体の構成成分となるだけではなく、生体内の化学反応を
触媒する(^{2}　　　　　　）、免疫反応で活躍する(^{3}　　　　　　　　）、
生命活動に必要な情報を伝える(^{4}　　　　　　　　）などの物質となる。

Ａ 一次構造

□たんぱく質の一次構造とは、たんぱく質を構成するアミノ酸の
（^{1}　　　　　　　　　　）をいう。アミノ酸同士が（^{2}　　　　　　　　　　）結合に
より（^{3}　　　　　　　　　　）を構成している。

Ｂ 二次構造

□たんぱく質の二次構造とは、たんぱく質を構成する
（^{1}　　　　　　　　　　　　）のうち、ペプチド結合部分の水素原子と
酸素原子が（^{2}　　　　　　　）★結合によって弱く結合している部分的
な立体構造をいう。

□たんぱく質の二次構造には、ポリペプチド鎖がらせん構造をもつ
（^{3}　　　　　　　　　　　）★構造、ポリペプチド鎖が横に並び合う構造を
もつ（^{4}　　　　　　　　　）★構造があり、たんぱく質が折りたたまれる
ことでコンパクトにまとめられている。

Ｃ 三次構造

□たんぱく質の三次構造とは、二次構造がさらに折りたたまれ、
（^{1}　　　　　　　　　　）が互いに結合して、立体的な構造をもつも
のをいう。

□たんぱく質の三次構造における結合には、二次構造と同様に
（^{2}　　　　　　　　　　）結合のほか、アミノ酸の一種であるシステインを構

成するS（硫黄）部分で結合する（³　　　　　　　　　）結合、カルボキ
シ基とアミノ基の間に生じる静電引力による（⁴　　　　　　　　）結合、
水に溶けにくい分子が水の分子にはじかれて集合する
（⁵　　　　　　）結合がある。

D 四次構造

□たんぱく質の四次構造とは、三次構造をもつ（¹　　　　　　　　　）の
（²　　　　　　　　　）★★ が会合した構造をいう。

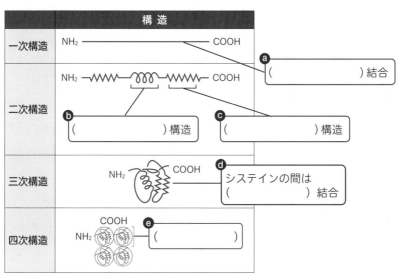

	構　造
一次構造	NH₂ ——————————— COOH ⓐ（　　　　　　　　　）結合
二次構造	NH₂ 〜〜〜〜〜 COOH ⓑ（　　　　　　）構造　ⓒ（　　　　　　）構造
三次構造	NH₂ COOH ⓓ システインの間は（　　　　）結合
四次構造	NH₂ COOH ⓔ（　　　　　　　　　）

＊　－NH₂：アミノ基、－COOH：カルボキシ基

ジスルフィド結合が、S-S結合と呼ばれるのは、システインを
構成するS（硫黄）部分で結合するからだよ。

○か✕か 正誤を考えよう！

- **Q1**：アミノ酸は、アミノ基とヒドロキシ基をもつ化合物である。
- **Q2**：αヘリックス構造は、たんぱく質の一次構造である★。

アミノ酸・たんぱく質の代謝

TOPICS

- 体内では、不要となったたんぱく質に目印のユビキチンをつけることで分解が促進される。
- アミノ基転移反応とはアミノ酸からアミノ基が外れる反応であり、ビタミン B_6 を補酵素として必要とする。

1 たんぱく質の分解

☐ ヒトの身体にあるたんぱく質は、担う役割が終了するか寿命を迎えるなどで不要となった場合、速やかに（¹　　　　　　）に分解される。

☐ 主に寿命が短いたんぱく質の分解においては、不要なたんぱく質に分解する目印となる（²　　　　　　）★★★ を結合させることで、（³　　　　　　）によるたんぱく質の分解を促進している。

☐ 主に寿命が長いたんぱく質の分解においては、（⁴　　　　　　）によってオートファジーが誘導され、（⁵　　　　　　）と融合することでたんぱく質の分解を促進している。

2 アミノ酸の分解

☐ アミノ基転移反応とは、アミノ酸の（¹　　　　　　）が別の（²　　　　　　）に転移する反応をいう。もとのアミノ酸は新しい α-ケト酸になり、もとの α-ケト酸は新しいアミノ酸になる。

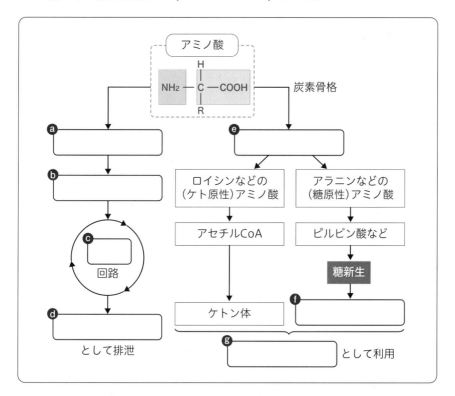

□この反応で生じた（³　　　　　　）は、脂質や糖質に変換される。
最終的に酸化分解され（⁴　　　　　　）となる。

A アミノ基の代謝

□アミノ酸からアミノ基が外れるアミノ基転移反応には、酵素の
（¹　　　　　　　　　　　　）が必要である。この反応には、
ビタミン（²　　　）★★★ の活性型である
（³　　　　　　　　　　　　）が補酵素として働く。

□酸化的脱アミノ反応では、アミノ酸から外れたアミノ基がα-ケトグ
ルタル酸に移行して生じた（⁴　　　　　　　　）が、ミトコンド
リア内で脱水素化（酸化）されることで、（⁵　　　　　　）と
α-ケトグルタル酸を生じる。

□アミノ酸の分解・異化によって生じたアンモニアは、(^{6}　　　　　　)★
にある尿素回路に入り、無毒な(^{7}　　　　　　) に変換される。

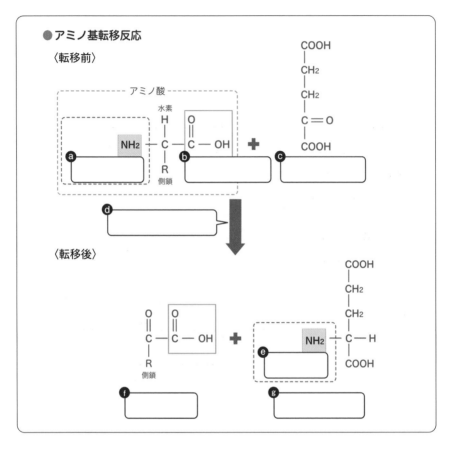

●アミノ基転移反応
〈転移前〉

アミノ酸

水素
H
NH₂ | C | C — OH
R
側鎖

ⓐ　　　ⓑ　　　＋　　　ⓒ

COOH
CH₂
CH₂
C＝O
COOH

ⓓ

〈転移後〉

O | O
C | C — OH
R
側鎖

＋

NH₂

ⓔ

COOH
CH₂
CH₂
C — H
COOH

ⓕ　　　ⓖ

アミノ基転移反応は、アミノ酸とα-ケトグルタル酸からα-ケト
酸とグルタミン酸を生じる反応、酸化的脱アミノ反応は、グルタ
ミン酸からアンモニアとα-ケトグルタル酸を生じる反応だよ。

B 炭素骨格の代謝

□アミノ酸から分解された炭素骨格がクエン酸回路でグルコースとなる
ものを(^{1}　　　　　　) アミノ酸という。一方、アセチル CoA を経

て（² 　　　　）となるものを（³ 　　　　）アミノ酸という。

□アスパラギン酸は（⁴ 　　　　）★ アミノ酸であり、アミノ基転移
反応により（⁵ 　　　　）★ となる。

□純粋なケト原性アミノ酸は、（⁶ 　　　　）と（⁷ 　　　　）の
2つである。

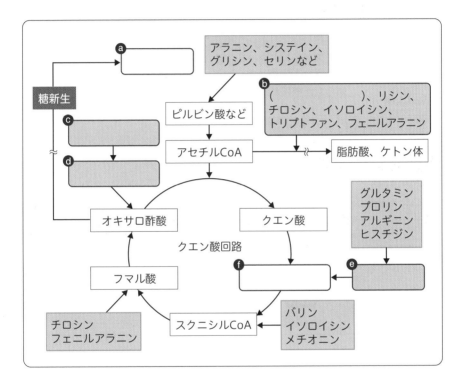

・炭素骨格代謝は、「アスパラ置き去り」
　アスパラギン酸は、アミノ基転移反応により、オキサロ酢酸を生じる。
　　　　　　　　　　　　　　　　　　　　　　　で覚えよう！

◯か✕か 正誤を考えよう！

・Q1：ユビキチンは、たんぱく質の合成酵素である★★。
・Q2：ロイシンは、ケト原性アミノ酸である★。

5 糖質の構造と機能

出題 GL 2 アミノ酸・たんぱく質・糖質・脂質・核酸の構造と機能 ──
B 糖質の構造・機能 ── a 単糖類、b 少糖類、c 多糖類

TOPICS

- 単糖類には、リボースなどの炭素が 5 つ結合した五炭糖、グルコースなどの炭素が 6 つ結合した六炭糖がある。
- 二糖類は 2 つの単糖類がグリコシド結合した化合物、多糖類は結合した糖類が直鎖状や分岐状を形成した化合物である。

🐾 ① 糖質の構造

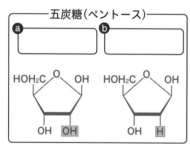

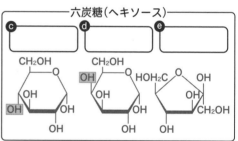

□ 糖質とは、分子内に (¹　　　　　　　　) (−CHO) または
　(²　　　　　　　　) (−CO−) のいずれかをもち、かつ 2 つ以上の
　(³　　　　　　　　) (−OH) をもつ炭素化合物である。

□ 糖質は、結合する (⁴　　　　　　　　) の数によって、単糖類・少糖類・
　多糖類に分類される。

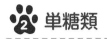 **単糖類**

□単糖類とは、糖質の条件をみたす最小単位であり、これ以上
（¹　　　　　　　　　）されないものをいう。

□単糖類は、構成される（²　　　　　　　　）によって五炭糖や六炭糖な
どに分類される。

Ａ 五炭糖

□五炭糖はペントースともいい、炭素原子を（¹　　　　）★つもつ。

□五炭糖であるリボースは（²　　　　　　　　）★ の構成糖となり、
デオキシリボースは（³　　　　　　　　　）★ の構成糖となる。
したがって、核酸を構成するヌクレオチドは構成糖として
（⁴　　　　　　　　　）を含む。

Ｂ 六炭糖

□六炭糖はヘキソースともいい、炭素原子を（¹　　　）つもつ。

□六炭糖の中で特に重要なものとして、動植物が活動するエネルギー源
となる（²　　　　　　　　　　）、乳糖の構成成分となる
（³　　　　　　　　　）★ 、砂糖（ショ糖）の構成成分となる
（⁴　　　　　　　　　）★ がある。

□グルコースとガラクトースは、（⁵　　　　　　）基をもつ（⁶　　　　　　）
である。

□フルクトースは、（⁷　　　　　　　）基をもつ（⁸　　　　　）である。

> ● アルドースとケトースは、「フルーツバスケット」
> フルクトースは、ケトン基をもつケトース　　　で覚えよう！

🐾 3 少糖類

□少糖類とは、単糖が (^{1}) 個結びついたものをいう。

□二糖類とは、2 つの単糖が (^{2}) 結合したものである。

□グリコシド結合とは、1 つの単糖の (^{3}) と、他の
単糖の (^{3}) が (^{4}) したものをいう。

□代表的な二糖類には、牛乳や母乳に含まれる (^{5})、
麦芽や水飴に含まれる (^{6})、サトウキビに含ま
れる (^{7}) などがある。

□ラクトースは、(^{8}) と (^{9}) が
(^{10} α-1，4・β-1，4・α-1，β-2) グリコシド結合★ したものである。

□マルトースは、(^{11}) と (^{12}) が
(^{13} α-1，4・β-1，4・α-1，β-2) グリコシド結合★ したものである。

□スクロースは、(^{14}) と (^{15}) が
(^{16} α-1，4・β-1，4・α-1，β-2) グリコシド結合したものである。

> グリコシド結合の前にある数字は、ヒドロキシ基（水酸基）の何番目（何
> 位）が結合部位になっているかを示しているよ。
>
> 例　マルトース
>   （α-1，4 グリコシド結合）
>   →α-グルコース 2 分子の 1 位
>   と 4 位のヒドロキシ基で結合
>
>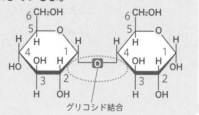
> グリコシド結合
>
>

🐾 4 多糖類

□多糖類とは、多数の単糖が (^{1}) 結合したものをいう。

□多糖類のうち、1 種類の単糖からなるものを (^{2}) と

いい、2種類以上の単糖からなるものを (^{3}) という。

A ホモ多糖類

□主なホモ多糖類には、貯蔵多糖である (^{1}) や
(^{2})、構造多糖である (^{3}) や
(^{4}) などがある。

□でんぷんのうちアミロースは、グルコースが
(^{5}) ★ 結合によって (^{6}) 状になっている。

□でんぷんのうちアミロペクチンは、グルコースが
(^{7}) ★ 結合で直鎖を形成したところに
(^{8}) ★ 結合によって (^{9}) 構造になって
いる。

□グリコーゲンは、グルコースが (^{10}) ★ 結合で
直鎖を形成したところに (^{11}) ★ 結合によって枝分
かれ構造になっており、アミロペクチンより (^{12}) が多い。

B ヘテロ多糖類

□代表的なヘテロ多糖類には、(^{1}) や
(^{2}) ★ がある。

□ヒアルロン酸の構成糖は、(^{3}) と
(^{4}) である。

□コンドロイチン硫酸の構成糖は、(^{5}) と
(^{6}) である。

◯か✕か 正誤を考えよう！

- **Q1**：グルコースは、五炭糖である。
- **Q2**：ラクトースは、グルコースとフルクトースが結合したものである。
- **Q3**：でんぷんは、ホモ多糖である。

6 糖質の代謝

出題 GL 4 アミノ酸・たんぱく質・糖質・脂質の代謝 ── B 糖質の代謝 ── a 解糖系、b クエン酸回路、c ペントースリン酸回路、d グリコーゲンの合成・分解、e 糖新生

TOPICS

- グルコースは、解糖系→クエン酸回路→電子伝達系の順で代謝され、その過程で ATP が合成される。
- 糖新生の律速酵素であるグルコース -6- ホスファターゼは、肝臓には存在するが、筋肉には存在しない。

① 糖質代謝の全体像

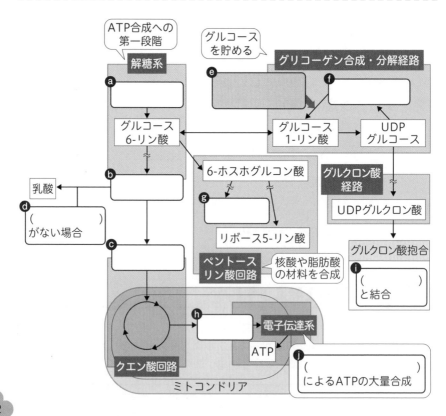

□糖質の代謝は、糖質を分解することで生体のエネルギー源として活用される（¹　　　　　）を生成することが目的の一つとなっている。

□糖質の代謝は、大きく（²　　　　　）と（³　　　　　）と（⁴　　　　　）の３つで構成される。

□解糖系の側路として、（⁵　　　　　）や（⁶　　　　　）がある。

🐾2 解糖系

□解糖系とは、（¹　　　　　）★★ に存在し、１分子のグルコースを（²　）分子の（³　　　　　）や乳酸に代謝する経路であり、代謝の過程で２分子の（⁴　　　　　）と２分子の（⁵　　　　　）を生成する。

□解糖系では、血液から細胞内へ取り込まれたグルコースがはじめに（⁶　　　　　）に代謝され、細胞外へ出られなくなる。

□解糖系の最終反応として（⁷　　　　　）が生成され、好気的条件下ではミトコンドリアの（⁸　　　　　）へ運ばれ、嫌気的条件下では（⁹　　　　　）★ となる。したがって、解糖系では酸素の供給が（¹⁰ 必須となる・必須ではない　）★★★ 。

🐾3 クエン酸回路

□クエン酸回路とは、（¹　　　　　）の（²　　　　　）に存在する環状の代謝回路で、（³　　　　　）生成のために解糖系から続き、（⁴　　　　　）につながる。

□解糖系から運ばれた（⁵　　　　　）は、（⁶　　　　　）★★ に変換される。その際、クエン酸回路に入るために（⁷　　　　　）★★★ が補酵素として必要となる。

□クエン酸回路では、電子伝達系で活用される(^{8}　　　　　　)と
（^{9}　　　　　　）が生成される。

🐾4 電子伝達系

□電子伝達系とは、（^{1}　　　　　　　　　　）** に存在する電子の
通り道であり、これまでに生成された（^{2}　　　　　）と（^{3}　　　　　）
が電子（e^-）を失って（^{4}　　　　　）することで（^{5}　　　　　）
が生成される。

□酸化と（^{6}　　　　　）化が同時に行われる（共役している）ことから、
電子伝達系における ATP 生成を（^{7}　　　　　　　　　）という。

□電子伝達系で電子を受け取る電子受容体は（^{8}　　　　）*** であり、
H^+ と反応して（^{9}　　　　）* を生成する。

🐾5 グリコーゲンの合成・分解

□体内で過剰となったグルコースは、（^{1}　　　　　　　）として蓄積される。

□グリコーゲンは、（^{2}　　　　　　　　　　）によって
（^{3}　加リン酸分解・加水分解・β酸化　）** され、
（^{4}　　　　　　　　　）*** を生じる。

□グルコース 1 - リン酸は、グルコース 6 - リン酸に変換され、
（^{5}　　　　　　　　）** によって代謝を受けて、グルコース
となる。

6 ペントースリン酸回路

□ペントースリン酸回路とは、(^{1}　　　　　　　)★★ に存在する回路で、(^{2}　　　　　　　)★★ の側路である。ATP を産生 (^{3}　する・しない　)。

□ペントースリン酸回路は、グルコース 6 - リン酸から、核酸などの合成に必要な (^{4}　　　　　　)★ や脂肪酸・コレステロールの合成に必要な (^{5}　　　　　　)★★★ を生成する。

7 グルクロン酸経路（ウロン酸回路）

□グルクロン酸経路とは、(^{1}　　　　　　) の側路であり、ATP を産生 (^{2}　する・しない　)。グリコーゲンの合成で用いられる (^{3}　　　　　　) の代謝から始まり、ビリルビンや毒素と結合して排泄するための (^{4}　　　　　　) を生成する。

8 糖新生

□糖新生とは、食物摂取で十分に糖質が得られない場合、糖質以外の物質から (^{1}　　　　　) を生成する代謝経路をいう。

□糖新生の材料となる物質として、(^{2}　　　　　)・(^{3}　　　　　)・(^{4}　　　　　)★★★ などがあり、さまざまな代謝を受けて (^{5}　　　　　) となり、糖新生の律速酵素である (^{6}　　　　　)★★ の代謝を受けてグルコースとなる。

□ 糖新生は、(^{7})★★★ と (^{8}) の (^{9})★★ で行われるが、これは律速酵素である (^{10})★★ がこれらの臓器だけに存在するためである。

□ したがって、筋肉では糖新生が (^{11} 行われる・行われない) ★★★ 。

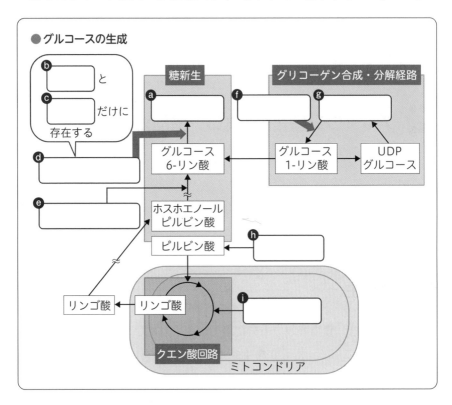

●グルコースの生成

◯か✕か 正誤を考えよう！

- **Q1**：解糖系は、酸素の供給を必要とする。
- **Q2**：電子伝達系では、二酸化炭素が産生される。
- **Q3**：グルクロン酸経路は、ATP を産生する。
- **Q4**：糖新生は、肝臓と筋肉で行われる。

7 脂質の構造と機能

出題GL 2 アミノ酸・たんぱく質・糖質・脂質・核酸の構造と機能 ──
C 脂質の構造・機能 ── a 脂肪酸、b トリグリセリド、
c コレステロール、d リン脂質、e 糖脂質

TOPICS

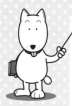

- 単純脂質はグリセロールなどのアルコールに脂肪酸が結合した化合物、複合脂質はアルコールと脂肪酸のほかにリンや糖などが結合している化合物、誘導脂質はこれらの脂質が加水分解して生じた化合物である。
- n-3 系多価不飽和脂肪酸とは、末端のメチル基から 3 番目に初めて二重結合が現れる脂肪酸である。

🐾❶ 脂質総論

□脂質とは、水には (¹ 溶ける・溶けない) が、有機溶媒には
(² 溶ける・溶けない) 物質の総称である。

□脂質は、単純脂質・複合脂質・(³　　　　　　　) の 3 つに分類される。

□脂質の基本的な構成要素として、誘導脂質の (⁴　　　　　　　) が
ある。

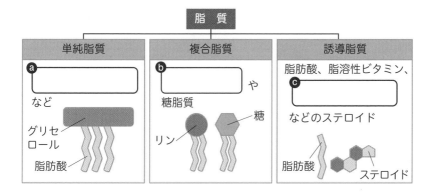

🐾❷ 脂肪酸

□ 脂肪酸とは、炭化水素鎖の末端に (^{1}　　　　　　) 基 (−COOH) を
もち、逆の末端に (^{2}　　　　　　) 基 (−CH$_3$) をもつ化合物をいう。

□ 脂肪酸は、偶数個の炭素をもつ直鎖状物質であり、結合している炭素
数が (^{3}　　　　) 個以下の短鎖脂肪酸、炭素数が (^{4}　　　　) 個
の中鎖脂肪酸、炭素数が (^{5}　　　　　　) 個以上の長鎖脂肪酸に分類さ
れる。

□ 炭化水素鎖で二重結合をもつ脂肪酸を (^{6}　　　　　　)、二重結
合をもたない脂肪酸を (^{7}　　　　　　) という。

□ 脂肪酸では、二重結合の数が同じであれば、炭素数が増えるほど融点
が (^{8} 高く・低く) なる。

□ 脂肪酸では、結合している炭素数が同じであれば、二重結合の数が増
えるほど融点が (^{9} 高く・低く) なる。これは、二重結合により炭
素分子同士が折れ曲がり隙間ができるためである。

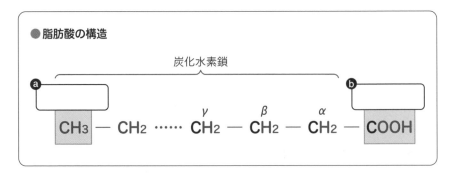

● 脂肪酸の構造

炭化水素鎖

ⓐ

CH_3 — CH_2 …… $\overset{\gamma}{CH_2}$ — $\overset{\beta}{CH_2}$ — $\overset{\alpha}{CH_2}$ — COOH

ⓑ

Ⓐ 飽和脂肪酸

□ 代表的な飽和脂肪酸には炭素数 16 の (^{1}　　　　　　)★★ のほか、
オレイン酸の前駆体となる炭素数 18 の (^{2}　　　　　　) がある。

B 不飽和脂肪酸

□不飽和脂肪酸のうち、1個の二重結合をもつものを

(^{1}　　　　　　　　　　　　　　)、2個以上の二重結合をもつものを

(^{2}　　　　　　　　　　　　　)という。

□多価不飽和脂肪酸は、(^{3}　　　　　　　　　)基から数えて最初の二重結

合が現れる炭素の位置によって分類され、(^{4}　　　　　　　　)基から

(^{5}　　　　　　)番目のものを n-3 系、(^{6}　　　　　　)番目のものを n-6 系、

(^{7}　　　　　　)番目のものを n-9 系という。

□一価不飽和脂肪酸であるオレイン酸は、

(^{8} 必須脂肪酸である・必須脂肪酸ではない　)★★★。

□n-6 系不飽和脂肪酸であるリノール酸は、

(^{9} オレイン酸から合成され・体内で合成できず　)★★、

(^{10}　　　　　　　　　　　)を経て、(^{11}　　　　　　　　　　)★★ となる。

□n-3 系不飽和脂肪酸であるα-リノレン酸は、

(^{12} リノール酸から合成され・体内で合成できず　)、

(^{13}　　　　　　　　　　　　　)★★ を経て (^{14}　　　　　　　　　　　　　)

となる。

□トランス脂肪酸とは、(^{15}　　　　　　　　　)★ 型の非共役二重結合をもつ

脂肪酸である。

□エイコサノイドとは、炭素数が (^{16}　　　　　　　) の多価不飽和脂肪酸である

(^{17}　　　　　　　　　　　　) や (^{18}　　　　　　　　　　　　　　　　)

などから合成される (^{19}　　　　　　　　　　) の総称である。

分　類			名　称	炭素数	二重 結合数	特　徴
飽和脂肪酸			パルミチン酸	16	0	ヒト体内、食事に含まれる主な飽和脂肪酸
			ステアリン酸	18	0	ヒト体内、食事に含まれる (🅐　　　　　　　) の前駆体
不飽和脂肪酸	一価	n-9系	(🅑　　　　　　)	18	1	ヒト体内で、ステアリン酸から合成される
	多価	(🅒　　　)系	(🅓　　　　　　)	18	2	アラキドン酸の前駆体であり、**必須脂肪酸**
			γ-リノレン酸	18	3	(🅔　　　　　　　　　) の前駆体であり、ヒト体内で (🅕　　　　　　　) から合成される
			アラキドン酸	20	4	(🅖　　　　　　　　　) の前駆体であり、ヒト体内で (🅗　　　　　　) から合成される
		(🅘　　　)系★★	α-リノレン酸	18	3	EPA、DHAの前駆体であり、**必須脂肪酸**
			エイコサペンタエン酸（EPA）	(🅙　　)★★	5	(🅚　　　　　　　　) の前駆体であり、 (🅛　　　　　　　) から合成される
			ドコサヘキサエン酸（DHA）	(🅜　　)★★	6	α-リノレン酸から合成される

🅒 必須脂肪酸

☐ 必須脂肪酸とは、主に体内で合成できない脂肪酸をいう。体内で合成できない脂肪酸には、n-3系脂肪酸の (¹　　　　　　　)★★★ とn-6系脂肪酸の (²　　　　　　　)★★★ がある。

🐾3 単純脂質

□単純脂質とは、脂肪酸とグリセロールなどのアルコールが
（¹　　　　　　　）結合した化合物をいう。

□代表的な単純脂質に、（²　　　　　　　　）と 2 個の脂肪酸が
結合している（³　　　　　　　　　）★ や、
（⁴　　　　　　　）と 3 個の脂肪酸が結合している
（⁵　　　　　　　　　　）がある。

🐾4 複合脂質

□複合脂質とは、脂肪酸とアルコールのほかに様々な化合物を含んだ脂
質をいい、リン酸を含むものを（¹　　　　　　　）、糖を含むものを
（²　　　　　　　）という。

A リン脂質

□リン脂質のうち、グリセロールを基本骨格としているものに
（¹　　　　　　　　　　）があり、代表的なものとして
（²　　　　　　　　　　　　）★ などがある。

□ホスファチジルコリン（レシチン）は、（³　　　　　　　　）★ の主要な
成分であり、体内では（⁴　　　　　　　）★ に多く含まれる。

□リン脂質のうち、スフィンゴシンを基本骨格としているものに
（⁵　　　　　　　　　　）があり、代表的なものとして
（⁶　　　　　　　　　　　）★ などがある。

B 糖脂質

□糖脂質には、グリセロールを基本骨格としている

（¹　　　　　　　　　　）とスフィンゴシンを基本骨格としている

（²　　　　　　　　　　）の2種類がある。

🐾5 誘導脂質

□誘導脂質とは、単純脂質や複合脂質が（¹　　　　　　　　）されること

によって生じる脂質をいう。

□誘導脂質には、脂肪酸のほか、コレステロールなどの

（²　　　　　　　　　）、（³　　　　　　　　　　）、高級アルコール

（分子量の大きいアルコール）がある。

□ステロイドとは、（⁴　　　　　　　　　）骨格をもつ化合物をいう。

□ステロイドには、細胞膜の成分である（⁵　　　　　　　　　　）があり、

これを元に（⁶　　　　　　　）や（⁷　　　　　　　　　）が合成されるほか、

（⁸　　　　　　　）★の前駆体としても利用される。

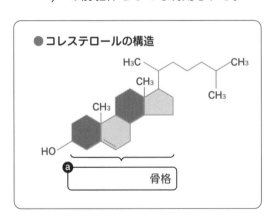

●コレステロールの構造

H₃C

CH₃

CH₃

CH₃

CH₃

CH₃

HO

ⓐ

骨格

⭕か❌か　正誤を考えよう！

● **Q1**：ドコサヘキサエン酸は、エイコサノイドの前駆体である★。

● **Q2**：ホスファチジルコリンは、糖脂質である★。

8　脂質の代謝

TOPICS

- 脂肪酸の合成は、ミトコンドリア内で過剰なグルコースやアミノ酸から生成されたアセチル CoA を材料に行われる。
- 脂肪酸の分解は、ミトコンドリア内で β 酸化によって行われ、生成されたアセチル CoA はケトン体に代謝されて脳や筋肉のエネルギー源となる。
- コレステロールは、アセチル CoA から HMG-CoA を経て合成される。

🐾 脂質代謝の全体像

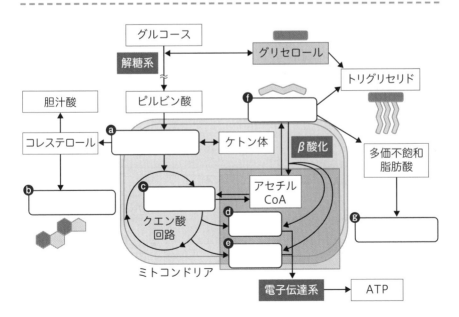

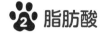

2 脂肪酸

A 脂肪酸の合成

☐脂肪酸の合成は、(^{1})★★ 代謝によって
(^{2})★★ 内に生じた (^{3}) を材料として
いるが、直接 (^{4}) 内で脂肪酸が合成されるわけではない。

☐アセチル CoA は、(^{5}) の外に出るために、
(^{6} クエン酸回路・ペントースリン酸回路・コリ回路) で
(^{7}) と縮合して (^{8})★ となる。

☐クエン酸は (^{9}) に出たのち、(^{10}) と
(^{11}) に分解される。

☐細胞質ゾルにある (^{12}) は、(^{13})★ を補
酵素とする律速酵素であるアセチル CoA カルボキシラーゼによる代
謝を受けて、(^{14}) となる。

☐マロニル CoA はマロニル ACP となり、(^{15}) を消費し
ながら最終的に (^{16}) などの脂肪酸となる。

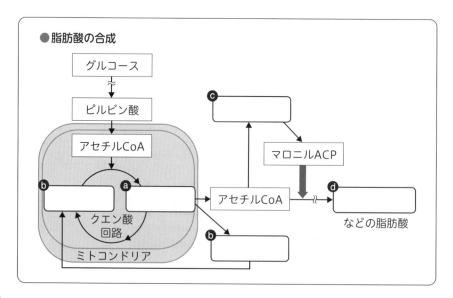

●脂肪酸の合成

B 脂肪酸の分解

□脂肪酸の大半は、(^{1}　　　　　　　　)★★ で行われる
(^{2}　　　　　　　　) によって分解される。

□β酸化とは、脂肪酸にある (^{3}　　　　　　)★★ 基と結合している
(^{4}　　　) 炭素と (^{5}　　　) 炭素の間で結合が切断される化学反応で、
その結果として (^{6}　　　　)★ が (^{7}　　　) 個生じる。

□(^{8}　　　　　　　　　　　)★★ 内の脂肪酸アシル CoA は、
(^{9}　　　　　　　) によって分解され、その結果生じた 2 個の炭素か
ら (^{10}　　　　　　　) が生じる。また、その過程で
(^{11}　　　　　) と (^{12}　　　　　　) が 1 分子ずつ得られる。この反応は脂
肪酸の炭素分子がすべて (^{13}　　　　　　　) となるまで続く。例
えば、パルミチン酸は炭素数が (^{14}　　　　　) 個のため、この反応は
(^{15}　　　) 回発生する。

□β酸化によって生じたアセチル CoA はミトコンドリア内の
(^{16}　　　　　　　　　) に入って (^{17}　　　　　　) と (^{18}　　　　　　) を
生じるとともに、グルコースよりも約 3 倍多い (^{19}　　　　　　　) を生じる。

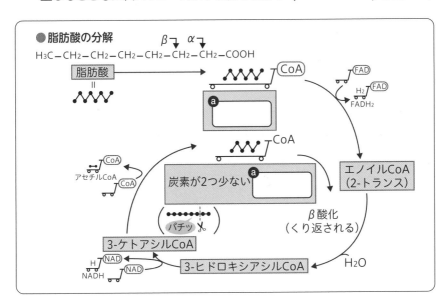

●脂肪酸の分解

β　α

$H_3C-CH_2-CH_2-CH_2-CH_2-CH_2-CH_2-COOH$

脂肪酸

CoA

FAD

H_2 FAD

FADH₂

a

CoA

エノイルCoA
（2-トランス）

アセチルCoA　CoA　CoA

炭素が2つ少ない　a

β酸化
（くり返される）

パチッ

3-ケトアシルCoA

H_2O

H NAD

NADH　NAD

3-ヒドロキシアシルCoA

トリグリセリド（トリアシルグリセロール）

A トリグリセリドの合成

□トリグリセリドは、肝臓や（¹ 脂肪組織・肥満細胞 ）において
グリセロールと3つの（² 　　　　　　　　）を材料として合成される。

B トリグリセリドの分解

□脂肪組織内のトリグリセリドは、空腹時や飢餓時において、
（¹ 　　　　　　　　　）★★ によって分解されるが、その分解
は（² 　　　　　　）や（³ 　　　　　　　　）などによって促進され、
（⁴ 　　　　　　）★★★ によって抑制される。

□トリグリセリドの分解によって生じた（⁵ 　　　　　　　　）は、
（⁶ 　　　　）に運ばれて（⁷ 　　　　　　　　）などに利用される。一方、
分解によって生じた（⁸ 　　　　　　）は、（⁹ 　　　　　　　　）と結合
して各臓器に運ばれて、（¹⁰ 　　　　　　　　）★★★ として利用される。

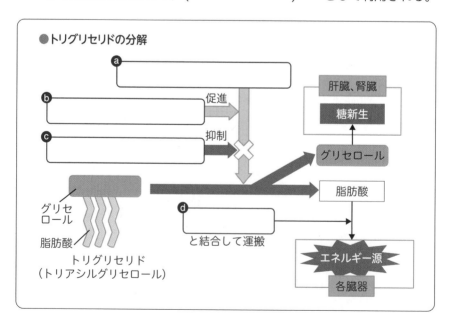

●トリグリセリドの分解

🐾 コレステロール

A コレステロールの合成

☐ コレステロールとは、脂溶性の化合物であり、消化を助ける
（¹　　　　　　　　　　）や、コルチゾールなどの（²　　　　　　　　　　　　）、
（³　　　　　　　　　　）の材料となる。

☐ 誘導脂質であるコレステロールは、ほとんどすべての組織で合成さ
れ、臓器では特に（⁴　　　　　　）で合成される。

☐ コレステロールは、（⁵　　　　　　　　　　　　）を材料とし、
（⁶　　　　　　　　　　　　　　　　）を律速酵素として合成される。

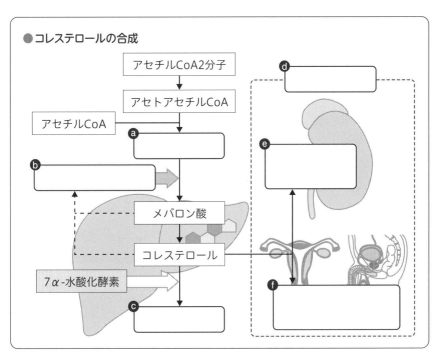

●コレステロールの合成

B コレステロールの分解

☐ コレステロールは、体内で分解（¹　できない・できる　）。

🐾5 エイコサノイド

□エイコサノイドとは、n-3 系不飽和脂肪酸である
  (^{1}　　　　　　　　　　　)や n-6 系不飽和脂肪酸である
  (^{2}　　　　　　　　　　　)から生成される生理活性物質の総称である。

□エイコサノイドには、(^{3}　　　　　　　　　　)、
  (^{4}　　　　　　　　)、(^{5}　　　　　　　　　　)の３つがある。

🐾6 ケトン体

□ケトン体とは、(^{1}　　　　　　)の代謝産物であり、アセト酢酸、
  3-ヒドロキシ酪酸、アセトンの総称である。

□ケトン体は(^{2}　　　　)で合成され、(^{3}　　　　)★ 以外で
  エネルギー源として利用される。

□ケトン体は、(^{4}　　　　　　　)を材料に通常時でも合成される
  が、空腹時や飢餓時にはトリグリセリドの分解により生じる
  (^{5}　　　　　)が増加するため、ミトコンドリアでの(^{6}　　　　)
  により(^{7}　　　　　　)が過剰に産生され、ケトン体の合成が
  (^{8} 亢進する・抑制される　)。

□ケトン体は、血液脳関門を通過できるため、脳でのエネルギー源とし
  て利用(^{9} される・されない　)。

□ケトン体は、(^{10} 酸性・アルカリ性　)の物質であり、血中濃度が増
  加すると、(^{11}　　　　　　　　)を引き起こす。

◯か✕か 正誤を考えよう！

- **Q1**：脂肪酸は、グルコースの合成に利用されない★★★。
- **Q2**：コレステロールは、エネルギー源として利用される★★。

9 酵　素

出題GL 3　生体エネルギーと代謝 ── B　酵素 ── a　酵素の分類、
b　反応速度、c　活性の調節、d　補酵素、アイソザイム

TOPICS

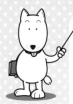

- 酵素とは、化学反応を進みやすくするたんぱく質である。
- 補因子とは、不活性なアポ酵素に結合して、活性のあるホロ酵素にする物質である。
- 酵素の反応速度は基質濃度に相関し、最大速度の 1/2 となる基質濃度をミカエリス定数（K_m）という。

1 酵素総論

☐酵素とは、生体内外で起こる化学反応に対して（^{1}　　　　　）となる（＝化学反応を促進させる）たんぱく質である。

☐酵素は、生体内外で化学反応が起きるために必要な活性化エネルギーを（^{2} 増加・減少 ）★★ させることで、化学反応を（^{3} 促進・抑制 ）する。

☐酵素が最も効率的に働く pH を（^{4}　　　　　）といい、この pH は（^{5} 酵素ごとに異なる・どの酵素も同じである ）。酵素の反応速度は、至適 pH で（^{6} 最大・最小 ）★★★ となる。

☐酵素が最も効率的に働く温度を（^{7}　　　　　）といい、その温度より高温の環境下では酵素は（^{8} 活性化・失活 ）する。

☐酵素は特定の（^{9}　　　　　）にしか作用しない（^{10}　　　　　）という性質をもつ。

☐アイソザイムとは、（^{11} 同じ・異なる ）★★ アミノ酸配列をもつが、（^{12} 同じ・異なる ）化学反応を触媒する酵素をいう。

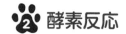

② 酵素反応

A 単独の酵素反応

☐酵素が触媒する反応 (酵素反応) は、基質の (^{1}　　　　) に依存する。

☐酵素が基質に対してどのくらい早く作用するかという速度を
(^{2} K_m・V_{max}) で表し、最大速度の 1/2 となる基質の濃度を
(^{3}　　　　　　　　　) という。

☐基質との親和性が高い酵素ほど、ミカエリス定数は
(^{4} 大きい・小さい)★★★ 。

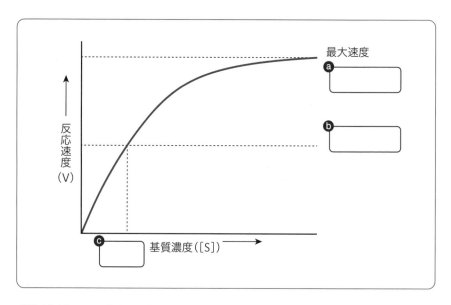

B 連続した酵素反応

☐物質は、さまざまな酵素による作用を連続的に受けながら一連の代謝
反応を構成しており、この一連の代謝反応の中で最も酵素反応速度が
(^{1} 遅い・速い)★★★ 反応を触媒する酵素を、律速酵素という。

☐代表的な律速酵素には、コレステロール代謝にかかわる
(^{2}　　　　　　　　　) がある。

3 酵素活性の調節

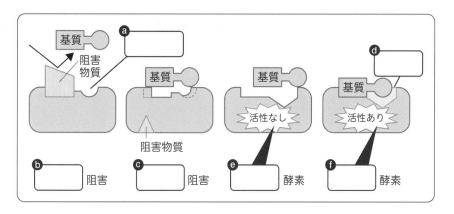

A 酵素の反応阻害

□酵素は基質と結合すると活性が（¹ 上昇・低下 ）するが、この結合
部位を（² 　　　　 ）という。

□酵素の反応阻害には、基質の結合部位（活性中心）に基質以外の別の
物質が結合することで酵素活性が低下する（³ 　　　　 ）★ と、
基質の結合部位（活性中心）以外に基質以外の別の物質が結合するこ
とで酵素活性が低下する（⁴ 　　　　 ）がある。

□競合阻害では、酵素反応の最大速度（V_{max}）は
（⁵ 低下する・変わらない・増加する ）★ が、基質が結合できないた
め K_m は（⁶ 大きく・小さく ）なる。

B 補因子

□酵素には、それ単独では基質と結合できず酵素活性を発揮できない不
活化型の（¹ アポ・リポ・ホロ ）★★★ 酵素がある。

□不活化型の酵素が、基質と結合できるように（² 　　　　 ）
と結合した酵素を（³ アポ・リポ・ホロ ）酵素という。

□補因子には、(^{4}⠀⠀⠀⠀⠀⠀)や(^{5}⠀⠀⠀⠀⠀⠀)がある。

> アポ酵素に補因子が結合するとホロ酵素となり、
> 酵素活性を示すんだね！

C アロステリック制御

□酵素には、活性中心以外にも結合部位があり、アロステリック部位に
（^{1}⠀⠀⠀⠀⠀）★★ が結合することで、基質結合部位が（^{2}⠀⠀⠀⠀）
して酵素活性を変化させる（^{3}⠀⠀⠀⠀⠀）酵素がある。

□アロステリック酵素の活性を増強させる制御を（^{4}⠀⠀⠀⠀⠀⠀⠀）、
活性を減弱させる制御を（^{5}⠀⠀⠀⠀⠀⠀）という。

□アロステリック酵素の反応曲線の形は、（^{6}⠀⠀⠀⠀⠀）型★ となる。

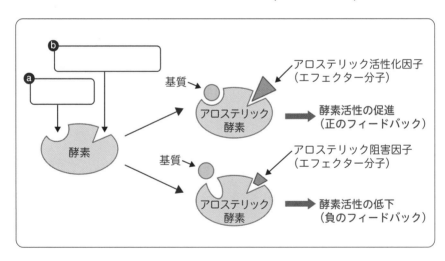

◯か✕か 正誤を考えよう！

- Q1：律速酵素は、代謝経路で最も速い反応に関与する。
- Q2：アポ酵素は、単独で酵素活性をもつ。

42

2章

人体の構造と機能
及び疾病の成り立ち
解剖生理学・臨床医学

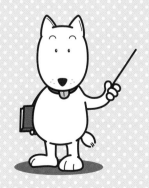

1 栄養障害

出題GL 9 栄養障害と代謝疾患 —— B 栄養障害 —— a 飢餓、b たんぱく質・エネルギー栄養障害（PEM）、栄養失調症、c 悪液質

TOPICS

- 低栄養は、マラスムス型とクワシオルコル型に分類される。
- エネルギーが十分でも生じる低栄養は、クワシオルコル型である。
- 死因上位を占める、がんや心不全に生じる悪液質が注目されている。

🐾1 マラスムス型とクワシオルコル型の低栄養の違い

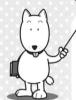

マラスムス型	項 目	クワシオルコル型
(¹ 不足・十分)	摂取エネルギー	(¹⁰不足・十分)
(² 不足・十分)	摂取たんぱく質	(¹¹不足・十分)
(³ 変化なし・減少)	体重★	(¹²変化なし・減少)
(⁴ 変化なし・減少)	体脂肪	(¹³変化なし・減少)
(⁵ 変化なし・減少)	体たんぱく質	(¹⁴変化なし・減少)
(⁶ 変化なし・低下)	血清アルブミン値★	(¹⁵変化なし・低下)
(⁷ 少ない・多い)	浮腫	(¹⁶少ない・多い)
(⁸ なし・あり)	肝腫大★	(¹⁷なし・あり)
(⁹ 変化なし・減少)	インスリン分泌	(¹⁸変化なし・減少)

🐾2 栄養障害

□栄養障害とは、栄養素の必要量と摂取量の不均衡から生じ、肥満のような (¹　　　) と飢餓のような (²　　　) の2種類がある。

□低栄養の評価は、一般的に BMI が (^{3}) kg/m^2 未満、
血清アルブミン値 (^{4}) g/dL 未満★、体重減少が 1 か月に
(^{5}) % 以上、(^{6}) の発生などから評価する。

🐾③ たんぱく質・エネルギー栄養障害 (PEM)

□低栄養で、3 大栄養素のすべてが不足している状態を、
(^{1}) といい、
(^{2}) 型の低栄養ともいう。また、エネルギーは十分
であり、とりわけ (^{3})★ が不足している状態を、
(^{4}) 型の低栄養という。

A マラスムス

□マラスムスでは、体重と体脂肪が
(^{1} 減少する・変化しない・増加する)。また、(^{2})
の分解により、血清アルブミン値は (^{3} 維持される・低下する)。

□マラスムスを生じる疾患として、(^{4})★ が知られる。

B クワシオルコル

□クワシオルコルでは、体重と体脂肪が
(^{1} 減少する・変化しない・増加する)。また、(^{2})
の不足により、血清アルブミン値は (^{3} 低下・上昇)★ するため、
(^{4})★ がみられる。

🐾④ 悪液質

□悪液質とは、脂肪組織の減少の有無にかかわらず、
(^{1})★★★ の減少を特徴とする代謝異常である。

□悪液質は、飢餓・加齢による骨格筋量減少（サルコペニア）とは異なり、基礎疾患により全身でTNF-αなどの
（² 　　　　　　　　　　）★ の分泌が亢進して、筋たんぱく質の
（³ 異化・同化 　）★ が亢進し（⁴ 　　　　　　　　）量が
増大する一方、食欲不振により（⁵ 　　　　　　　　）量が
減少することで、低栄養を生じる。

□悪液質を生じる基礎疾患として、（⁶ 　　　　）や（⁷ 　　　　　　　）★★、
AIDS（後天性免疫不全症候群）などがよく知られる。

○か×か 正誤を考えよう！

- **Q1**：エネルギー摂取が十分な一方、たんぱく質摂取不足で生じる栄養障害は、マラスムスである。
- **Q2**：浮腫が認められる頻度が高い栄養障害は、クワシオルコルである。

ビタミンとミネラルの欠乏症・過剰症

出題 GL　9　栄養障害と代謝疾患 ── B　栄養障害 ── d　ビタミン欠乏症・過剰症、e　ミネラル欠乏症・過剰症

TOPICS

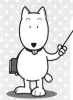

- ビタミンとミネラルの欠乏症・過剰症は、国試最頻出テーマの一つである。
- 水溶性ビタミンは欠乏症が、脂溶性ビタミンは過剰症が生じやすい。

1 脂溶性ビタミン

☐ ビタミン A が不足すると (¹　　　　　　　)★★★ や皮膚の乾燥を生じる。

☐ ビタミン A であるレチノイン酸が過剰になると、(²　　　　　　)★ を生じる。また、妊婦において (³　　　　　　)★ のリスクを高める。

☐ ビタミン D が不足すると低 (⁴　　　　　) 血症★★ を生じる。
これに伴い二次性副甲状腺機能亢進症が引き起こされ、
(⁵ 骨吸収・骨形成) が促進され (⁶　　　　　　)★★ のリスクを高める。

☐ ビタミン D の欠乏症として、成人では (⁷　　　　　　)★ を、小児では
(⁸　　　　　　　)★ を生じる。

☐ ビタミン E は、細胞の (⁹　　　　　)★★ を防ぐはたらきがあり、日常的な食品摂取においてビタミン E 欠乏症や過剰症は発症しない。

☐ ビタミン K が不足すると (¹⁰　　　　　)★★★ がみられる。とりわけ新生児でビタミン K が不足すると (¹¹　　　　　　)★ を生じる。

☐ ビタミン K は、骨に存在するオステオカルシンを活性化するため、ビタミン K が不足すると、(¹² 骨軟化症・骨粗鬆症)★★ を生じる。

🐾2 水溶性ビタミン

- □ ビタミン B_1（チアミン）が欠乏すると（¹　　　　）や
  （²　　　　　　　）★★ を生じる。また、血中の乳酸が増加して
  （³　　　　　　　）★★★ を生じる。

- □ ビタミン B_2（リボフラビン）が欠乏すると（⁴　　　　　　　　）★
  が抑制される。また、口内炎や舌炎を生じる。

- □ ナイアシン（ビタミン B_3）が欠乏すると（⁵　　　　　　）★★ を生じる。

- □ ビタミン B_6（ピリドキシン）が欠乏すると（⁶　　　　　）★★ を生じる。

- □ ビタミン B_{12}（シアノコバラミン）が欠乏すると
  （⁷　　　　　　　）★★★ や舌に痛みや萎縮がみられる
  （⁸　　　　　　　）★★ や末梢神経障害を生じる。

- □ 葉酸が欠乏すると（⁹　　　　　　　　）★★★ を生じる。また、胎
  児期に不足すると神経管閉鎖障害★ を生じる。

- □ ビタミン C（アスコルビン酸）が欠乏すると血管がもろくなることで
  （¹⁰　　　　　　）★★★ となり、（¹¹　　　　　）病★★ を生じる。

🐾3 ミネラル

- □ カルシウムが欠乏すると（¹　　　　　　　　）★★ の分泌が亢進
  して、骨から血液中へカルシウムを溶出させる。また、カルシウム欠乏
  は、（²　　　　　　）★★ などのけいれん症状を生じる。

- □ カルシウムが過剰になると（³　　　　　　　）症候群★★ を生じる。

- □ リンが欠乏すると（⁴　　　　　　）を生じる。また、リンが過剰に
  なると（⁵　　　　　　）血症を生じる。

☐鉄が欠乏すると（⁶　　　　　　　　　）を生じる。また、症状として
（⁷　　　　　　　　　）★★ などがみられる。

☐鉄の過剰症には、臓器に傷害を与える（⁸　　　　　　　　）★★ がある。

☐亜鉛が欠乏すると（⁹　　　　　）★★★ や（¹⁰　　　　　　）を生じる。

☐銅は、鉄とともに造血にも関わる栄養素で、銅が欠乏すると
（¹¹　　　　　　）★★ を生じる。銅が先天的に欠乏する（¹²　　　　　）病★
がある一方、銅が先天的に過剰に蓄積する（¹³　　　　　）病★ では、
神経障害などを生じる。

☐ヨウ素が欠乏すると（¹⁴　　　　　　　　）★ や肝障害、角膜異常を生じる。

☐セレンが欠乏すると（¹⁵　　　　　）病★ を生じる。

☐クロムは、（¹⁶　　　　　　　）の作用を増強する働きがあり、クロム
が欠乏すると（¹⁷　　　　　）異常★ を生じる。

- ビタミンとその欠乏症は
「ペラペラでグラグラとか　ないわー・ビシっ と 解決！
　　ペラグラ　　　　　　　ナイアシン ビタミンC　壊血病

　敏腕　　　　アシ、　　　　カッケー　　ウェルカム」
ビタミン B₁ 乳酸アシドーシス　脚気　　ウェルニッケ脳症

　　　　　　　　　　　　　　　　　　　　　で覚えよう！

◯か✕か 正誤を考えよう！

- **Q1**：ビタミンKの過剰摂取により、出血傾向を生じる★。
- **Q2**：ビタミンB₁ の過剰摂取により、脚気を生じる★。
- **Q3**：亜鉛の欠乏により、皮膚炎を生じる。
- **Q4**：銅の欠乏により、ウィルソン病を生じる。

肥満・メタボリックシンドローム

TOPICS

- 肥満症とは、肥満のうち医学的に減量を必要とする病態である。
- 生活習慣病を生じやすいのは、内臓脂肪型肥満である。
- 肥満では、脂肪細胞から分泌される TNF-α などの炎症性サイトカインがインスリン抵抗性を高めている。

🐾 1　肥　満

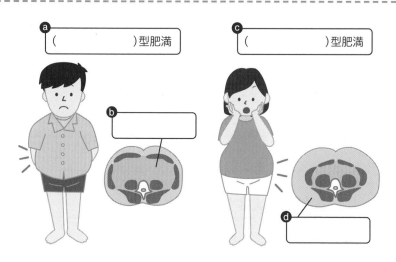

ⓐ（　　　　　　　　　）型肥満

ⓑ（　　　　　　　　　）

ⓒ（　　　　　　　　　）型肥満

ⓓ（　　　　　　　　　）

A 定義・分類

☐ 肥満とは、身体に（¹　　　　　　　）が過剰に蓄積した状態をいい、蓄積部位によって、腹膜腔にある（²　　　　　　）* などに脂肪が蓄積する内臓脂肪型肥満と、（³　　　　　　　）に脂肪が蓄積する皮下脂肪型肥満の 2 つに分類される。

□肥満は、主に（⁴　　　　　　　）★ により生じる原発性肥満と、
（⁵　　　　　　　）により生じる二次性肥満の 2 つに分類される。

□原発性肥満と二次性肥満では、（⁶ 原発性・二次性　）★ 肥満の方が多い。

□二次性肥満として中心性肥満を生じる疾患として、
（⁷　　　　　　　　　　　　）★★ が知られる。

B 病　態

□肥満では、脂肪細胞から生理活性物質である（¹　　　　　　　　　　　）
が分泌される。

□（¹　　　　　　　　　　　） のうち、生活習慣病を引き起こす "悪玉"
となる TNF-α やレジスチンは、インスリン（² 感受性・抵抗性　）を
高める★★ 。

□一方、身体に良い効果をもたらす "善玉" となるレプチンは、
（³　　　　　　　）★★ の抑制や脂肪の分解を亢進する作用があり、肥満者では
血清レプチン値が（⁴ 低下・上昇　）しているが、作用は減弱している。

C 診　断

□肥満とは、脂肪が過剰に蓄積し、BMI が（¹　　　　　）★ kg/m² 以上の
ものである。それに加え、関連する健康障害や内臓脂肪の蓄積を伴う
ものを（²　　　　　　）という。

□重篤な肥満合併症が生じやすくなる高度肥満症とは、BMI が
（³　　　　　）★★ kg/m² 以上で健康障害や内臓脂肪の蓄積を伴うものをいう。

□肥満症の診断に必須となる健康障害には、（⁴　　　　　　　　　　）、
（⁵　　　　　　）、（⁶　　　　　　）★ のほか、高尿酸血症・痛風、
冠動脈疾患や脳梗塞、非アルコール性脂肪性肝疾患（NAFLD）、
また呼吸障害として（⁷　　　　　　　　　　　　　　　）★ 、
運動器疾患として（⁸　　　　　　　　　）★ 、女性では
（⁹　　　　　　　　）★ などがある。

D 治　療

☐肥満症の治療は、(^{1}　　　　　　　　)による減量と運動療法が基本となる。

☐肥満症では、3～6か月で(^{2}　　　　)%、高度肥満症では
（^{3}　　　　　　　）%の体重減少を目標とする。

☐高度肥満症への食事療法として、(^{4}　　　　　　)★★ kcal/ 日以下の
（^{5}　　　　　　　　　　）を用いることがあるが、禁忌症例なども
あるため、(^{6}　　　　　　　)の監視下で行われる。また、エネルギー
不足により脂肪が分解されて(^{7}　　　　　　　)生成が亢進するため、
（^{8}　　　　　　　　）を生じやすい。

🐾 ② メタボリックシンドローム

A 定義・分類

☐メタボリックシンドロームとは、(^{1}　　　　　　　　)★ 型肥満に、
（^{2}　　　　）・(^{3}　　　　)・(^{4}　　　　)のうち 2 つ以上に異常が伴う
ものをいう。

B 診断・治療

☐メタボリックシンドロームの診断基準は、ウエスト周囲径が男性で
（^{1}　　　　）cm 以上、女性で(^{2}　　　　)cm 以上あり、
①収縮期血圧(^{3}　　　　）mmHg 以上かつ / または拡張期血圧
（^{4}　　　　　　）mmHg 以上、②空腹時血糖(^{5}　　　　　　) mg/dL
以上、③血清トリグリセリド値(^{6}　　　　　) mg/dL 以上かつ /
または血清 HDL コレステロール値(^{7}　　　　) mg/dL 未満の
①～③のうち 2 つ以上当てはまるものとなる★★★。

☐減量治療の目標は、現体重の(^{8}　　　）% 以上の体重減少とする。

4 糖尿病

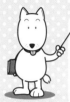

TOPICS

- 慢性的な高血糖状態は、網膜症、腎症、神経障害の細小血管症および全身の動脈硬化症を引き起こす。
- 国試では1型糖尿病と2型糖尿病の違いや糖尿病の薬物療法が頻出である。

🐾❶ 糖尿病の病態

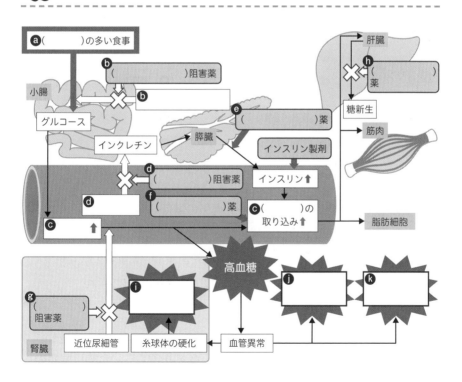

A 定義・分類

□糖尿病とは、インスリンの分泌（^{1} 低下・亢進　）やインスリン

（^{2} 感受性・抵抗性　）の増大によって、細胞に（^{3}　　　　　）が十

分に取り込まれず、慢性的な（^{4}　　　　　）を生じる疾患である。

□糖尿病は成因によって、過食や運動不足などの生活習慣によって

（^{5}　　　　　　　）の作用が低下して生じる（^{6} １型・２型　）糖尿病

と、膵臓のβ細胞が傷害されて（^{5}　　　　　　　）の分泌が絶対的に

不足して生じる（^{7} １型・２型　）糖尿病に大別される。

		1型糖尿病	2型糖尿病
発症年齢		（ⓐ　若年・中高年　）に多い	（ⓘ　若年・中高年　）に多い
糖尿病に占める割合		約（ⓑ　　　）%	約（ⓙ　　　）%
成　因		（ⓒ　　　　　　　　　　）	（ⓚ　　　　　　　　　）
体　型		（ⓓ　やせ・正常・肥満　）	（ⓛ　やせ・正常・肥満　）
インスリン	抵抗性	（ⓔ　なし・あり　）	（ⓜ　なし・あり　）
	分泌能	（ⓕ　初期から著しく・徐々に　）低下	（ⓝ　初期から著しく・徐々に　）低下
進行度合い		（ⓖ　緩徐・急激　）	（ⓞ　緩徐・急激　）
治療薬		（ⓗ　　　　　　　）が中心	（ⓟ　　　　　　　）が中心

B 病　態

□糖尿病では自覚症状が乏しいが、病気の進行に伴い、典型症状として

高血糖による血漿浸透圧上昇に起因する（^{1}　　　　　　）・

（^{2}　　　　　　　）★や（^{3} 体重減少・体重増加　）などがみられる。

□高血糖状態が持続することで微小血管障害が引き起こされ、

（^{4}　　　　　　）・（^{5}　　　　　　　）・（^{6}　　　　　　　　）★★

といった糖尿病三大合併症を生じる。

□糖尿病では、血糖をエネルギー源として利用できないために脂肪の

分解が亢進することで生じる（^{7}　　　　　　　　　）★★ や

高浸透圧性高血糖状態（HHS）による（⁸　　　　　）★ が
みられる場合がある。

□糖尿病の治療中には、発熱・下痢・嘔吐を生じ食欲不振のために食事
ができない（⁹　　　　　）★ がみられるため、（¹⁰　　　）や急激
な血糖の（¹¹ 低下・上昇　）に注意する。

C 診　断

□糖尿病の診断には、一時的かつ慢性的な（¹　　　　　）状態の確認
が必要となる。

□高血糖とは、空腹時血糖値（²　　　　）★ mg/dL 以上もしくは
75gOGTT2 時間値（³　　　　）★ mg/dL 以上もしくは随時血糖値
（⁴　　　　）mg/dL 以上のいずれかを満たす場合をいう。

□慢性的な高血糖とは、HbA1c（NGSP）値（⁵　　　　）％ 以上をいう。

2 糖尿病の治療

A 食事療法・運動療法

□糖尿病では、（¹　　　　　）を過剰に摂取しないよう食事療法を行う。

□糖尿病食事療法のための食品交換表では、食品を栄養素別に
（²　　　）つに区分し、エネルギー量 1 単位を（³　　　）kcal 相
当で表現している。

□栄養素のうち、血糖値を急激に高める（⁴　　　　　）が食事中に含
まれる量を把握したうえで、血糖値やインスリン量を調整する方法を
（⁵　　　　　　）★ という。

□糖尿病の運動療法では、（⁶　　　　）運動とともに
（⁷　　　　　）運動を行うことが有効である。

B 薬物療法

☐食事療法や運動療法だけでは不十分な場合、薬物療法が併用される。糖尿病の治療薬には、大きく (^{1}　　　　　　　　　) と (^{2}　　　　　　　　　) の2種類がある。

☐インスリン製剤は、インスリン不足に対して追加的にインスリン量を補充するため、(^{3} 1型・2型) 糖尿病患者への薬物療法の基本となる。

☐インスリン製剤は、妊婦に対して (^{4} 禁忌である・使用できる)。

☐スルホニル尿素 (SU) 薬には、インスリンの (^{5}　　　　　　　)★★ する作用がある。

☐チアゾリジン薬には、インスリンの (^{6}　　　　　　　)★★ する作用がある。

☐ビグアナイド薬には、インスリンの (^{6}　　　　　　　) する作用のほか、肝臓での (^{7}　　　　　　)★★ を抑制する作用がある。

☐α-グルコシダーゼ阻害薬には、(^{8}　　　　　)★★ を分解するα-グルコシダーゼを阻害して、食後の急激な血糖の上昇を抑制する作用がある。

☐DPP-4 阻害薬には、インスリン分泌を促進する消化管ホルモンである (^{9}　　　　　)★★ を分解する DPP-4 を阻害して、インスリンの分泌を促進する作用がある。

☐SGLT2 阻害薬には、近位尿細管での (^{10}　　　　　)★★ を抑制して、血糖の上昇を抑制する作用がある。

○か✕か 正誤を考えよう！

- **Q1**：1型糖尿病の発症には、インスリン抵抗性が関与する★。
- **Q2**：空腹時血糖値 120 mg/dL 以上は、糖尿病である★。
- **Q3**：SGLT2 阻害薬は、肝臓での糖新生を抑制する★。

5 脂質異常症

出題 GL 9 栄養障害と代謝疾患 —— C 肥満と代謝疾患 —— c 脂質異常症

TOPICS

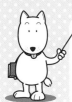

- 血液中の脂質濃度が異常となることは、動脈硬化や心筋梗塞などの心血管疾患、脳血管障害を引き起こす最大の原因となる。
- 食事療法の前提として、摂取した脂質が体内でどのように代謝されるかを理解する。

🐾 1 脂質異常症の病態

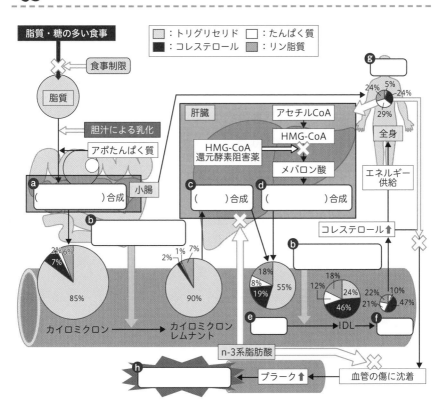

A 定義・分類

☐脂質異常症とは、血液中の脂質濃度に異常がみられる疾患をいい、具体的には（¹　　　　　　　　）血症・（²　　　　　　　　　　）血症・（³　　　　　　　　）血症のいずれかを満たす。

B 病　態

☐食事中に含まれる脂質の大半は、（¹　　　　　　　　）の形をとり、十二指腸で（²　　　　　　）によって乳化された後、膵臓から分泌される（³　　　　　　）によって、脂肪酸と（⁴　　　　　　　　　）に分解され、（⁵　　　　　）で吸収される。

☐小腸で吸収された脂質は、血液に乗せて運ぶために親水性である（⁶　　　　　　　）と結合して（⁷　　　　　　　　）という（⁸　　　　　　　　　　）となり、リンパ管を経由して血中に入ったのち、肝臓に取り込まれる。

☐肝臓に運ばれた脂質から合成された（⁹　　　　　　　　）は、（¹⁰　　　　　　　　　　　　）による代謝を受けて末梢組織に（¹¹　　　　　　　　　）を供給したのち（¹²　　　　　　　　）の割合が高い（¹³　　　　　）となる。

☐LDL は末梢組織に（¹⁴　　　　　　　　　）を供給する一方、マクロファージに取り込まれ、（¹⁵　　　　　　　　）の要因となる。

☐HDL は末梢組織に蓄積した余剰の（¹⁶　　　　　　　　　　）を引き抜く。

☐高 LDL コレステロール血症の成因として、（¹⁷　　　　　　）や（¹⁸　　　　　）を含む食事の摂りすぎがある。

☐高トリグリセリド血症の成因として、（¹⁹　　　　　　　　　）を含む食事の摂りすぎがある。

☐脂質異常症はほとんど無自覚だが、進展すると（²⁰　　　　　　　）や（²¹　　　　　　）などの動脈硬化性疾患を生じる原因となる。

□高 LDL コレステロール血症の症状として、皮膚の (^{22}) や
脚部の (^{23}) などがみられる場合がある。

🄲 診　断

□高 LDL コレステロール血症とは、血清 LDL コレステロール値が
（^{1} ）★★★ mg/dL 以上のものをいう。

□高トリグリセリド血症とは、血清トリグリセリド値が空腹時採血で
（^{2} ）★★★ mg/dL 以上または随時採血で（^{3} ）mg/dL
以上のものをいう。

□低 HDL コレステロール血症とは、血清 HDL コレステロール値が
（^{4} ）★★★ mg/dL 未満のものをいう。

🐾 ❷ 脂質異常症の治療

□食事療法として、脂質エネルギー比率を減らす。また
（^{1} ）や（^{2} ）★★★ の摂取を控え、
（^{3} ）★★★ を積極的に摂取する。

□高 LDL コレステロール血症に対して、（^{4} ）★★★
阻害薬であるスタチン製剤が用いられる。

□静脈から血液を採りだし LDL を吸着する（^{5} ）★
は、（^{6} ）血症に対して行われる。

⭕か❌か　正誤を考えよう！

- **Q1**：LDL は、VLDL よりトリグリセリド含有率が高い。
- **Q2**：HDL は、コレステロールを末梢組織へ運搬する。
- **Q3**：HMG-CoA 還元酵素は、脂肪酸合成における律速酵素である。

6 高尿酸血症・痛風

出題 GL 9　栄養障害と代謝疾患 —— C　肥満と代謝疾患 —— d　高尿酸血症、痛風

TOPICS

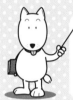

- 高尿酸血症は、肥満症における健康障害の一つであり、血清尿酸値7.0mg/dLを超えた状態をいう。悪化すると腎障害を引き起こす。
- 高尿酸血症は尿酸産生の増加と尿酸排出の低下が原因となる。
- 痛風は第一中足趾節関節に好発する。

🐾 1 高尿酸血症・痛風の病態

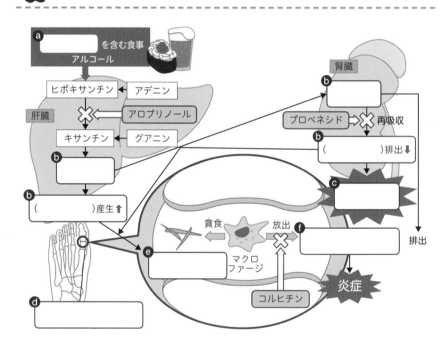

a ［　　　　　］を含む食事　アルコール

ヒポキサンチン ← アデニン

アロプリノール

肝臓

キサンチン ← グアニン

b ［　　　　　］

b （　　　　）産生↑

腎臓

b ［　　　　　］

プロベネシド ╳ 再吸収

b （　　　　）排出↓

c ［　　　　　］

貪食　マクロファージ　放出

f ［　　　　　］

コルヒチン

炎症

排出

e ［　　　　　］

d ［　　　　　］

A 定義・分類

☐ 高尿酸血症とは、体内での尿酸の過剰産生や、排泄経路の異常による

60

尿酸の排泄低下により、血清尿酸値が (^{1}　　　　　) ★★ mg/dL を
超えた状態をいう。

□血清尿酸値が上昇すると関節腔内などで尿酸が (^{2}　　　　　　) し、
炎症を引き起こす。このような関節炎を (^{3}　　　　　) という。

□高尿酸血症・痛風は、(^{4} 男性・女性) ★★ に多い。

B 成　因

□高尿酸血症の原因となる (^{1}　　　　　) の元となるプリン体は
(^{2}　　　　　) ★★ 塩基をもつ核酸である。

□食事由来のプリン体として、飲料では (^{3}　　　　　)、肉類では
(^{4}　　　　　)、魚介類では (^{5}　　　　　) に多く含まれる。

□尿酸は抗酸化作用をもち、全体の 2/3 は (^{6} 尿・糞便) 中に、残り
1/3 は (^{7} 尿・糞便) 中に排泄される。

C 病態・症状

□痛風が起きやすい部位として、(^{1}　　　　　　) ★ が知られる。

□高尿酸血症が持続すると尿酸が尿路や腎臓で結晶化し、
(^{2}　　　　　) や (^{3}　　　) 障害 ★★ を生じる。

🐾❷ 高尿酸血症・痛風の治療

□肥満では、尿酸を (^{1} 産生・排泄) しやすく (^{2} 産生・排泄) しに
くいため、エネルギー摂取を (^{3} 勧める・控える) ★。

□高尿酸血症では、水分摂取を (^{4} 増やす・減らす) ★★。

□治療には尿酸産生抑制薬の (^{5}　　　　　) ★★、
尿酸排泄促進薬の (^{6}　　　　　) ★ を用いる。
痛風発作の前兆期には、(^{7}　　　　　) ★ を用いる。

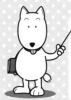

7 先天性代謝異常症

出題 GL 9 栄養障害と代謝疾患 —— D 先天性代謝異常症 —— a アミノ酸代謝異常、c 糖質代謝異常

TOPICS

- 先天性代謝異常症は、遺伝子の先天的な異常により代謝産物が異常に蓄積・欠乏して、神経障害や肝障害などを生じる。
- 各代謝異常とその栄養学的な治療は国試最頻出である。

🐾 ① アミノ酸代謝異常

A フェニルケトン尿症

□ フェニルケトン尿症とは、フェニルアラニンを(¹　　　　　　　)に代謝する酵素が欠損し体内にフェニルアラニンが蓄積することで(²　　　　　　　)の障害を生じる代謝異常である。

□ 治療として、(³　　　　　　　　　　)** の摂取を制限する。

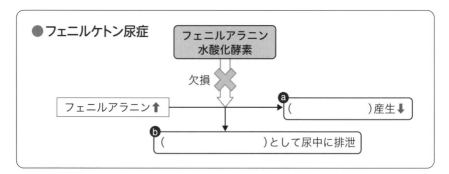

● フェニルケトン尿症

フェニルアラニン水酸化酵素

欠損 ✕

フェニルアラニン↑ → ⓐ (　　　　　　　　)産生↓

ⓑ (　　　　　　　　　　) として尿中に排泄

B メープルシロップ尿症

□ メープルシロップ尿症とは、(¹　　　　　　　　)の代謝物であるケト酸を代謝する酵素が欠損し体内にケト酸が蓄積するため、

（² 代謝性アシドーシス・代謝性アルカローシス　）を生じるアミノ
酸代謝異常である。尿や汗において（³　　　　　　　　）のような
臭気がみられる。

□治療として、（⁴　　　　　　　　）** の摂取を制限し、エネルギー
　摂取を（⁵ 十分に行う・制限する　）*。

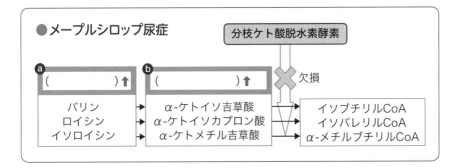

C ホモシスチン尿症

□ホモシスチン尿症とは、（¹　　　　　　　　）からシスタチオニンを
　合成する酵素が欠損し、体内にホモシステインが蓄積して
　（²　　　　　　　　）の再合成・蓄積を促進するとともに、
　（³　　　　　　　　）が欠乏するアミノ酸代謝異常である。

□症状としては、骨格異常や（⁴　　　　　　　　）の発達遅滞を生じる。

□治療として、（⁵　　　　　　　　）*** の摂取を制限し、
　（⁶　　　　　　　　）** を補充する。

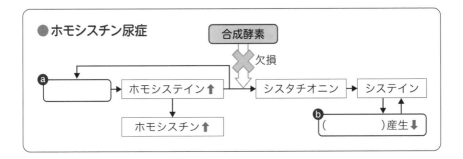

2 糖質代謝異常

A ガラクトース血症

☐ ガラクトース血症とは、(^{1}　　　　　　　　) を代謝する酵素が欠損
し体内にガラクトースが蓄積するため、肝臓や腎臓に障害を生じる
糖質代謝異常である。

☐ 治療として、主要なガラクトース源となる
（^{2}　　　　　　　　）★★★ の摂取を制限する。新生児・乳児には、
（^{3}　　　　　　　　）で代替し、成人以降も（^{4}　　　　）の制
限が必要となる。

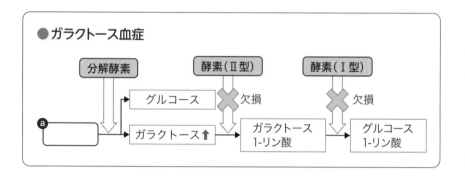

● ガラクトース血症

B 糖原病

☐ 糖原病とは、（^{1}　　　　　　　　）★ を（^{2}　　　　　　　　　）に代謝す
る酵素が欠損し（^{3}　　　　　　　　）★★ が生じる糖質代謝異常である。

☐ 治療として、糖質（主にグルコースなど）を多く含む食事の回数を
（^{4} 制限する・増やす ）★★ 。

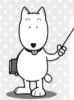

8 消化器系の構造と機能

出題GL 10 消化器系 —— A 消化器系の構造と機能 —— a 消化管の構造と機能、b 肝臓・胆囊・膵臓の構造と機能

TOPICS

- 胃は口側から噴門部→胃底部→胃体部→幽門部となる。
- コレシストキニンは胆囊を収縮させる。
- 肝門脈には静脈血が流れる。

🐾1 口腔・咽頭・食道

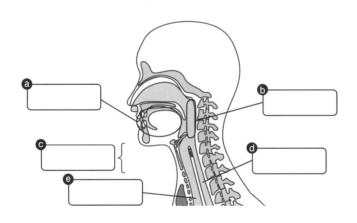

☐ 消化管壁は、内側から粘膜層・粘膜下層・(^{1}　　　　　　　)・漿膜で構成される。

☐ 消化管は、食物を(^{2}　　　　　　)運動によって移送する。

☐ 口腔での咀嚼により食物が(^{3}　　　　)となり、
　(^{4}　　　　)することで食道へ送り込まれる。

□食道の粘膜上皮の細胞の種類は、(⁵　　　　　　　　)★ である。

　食道は、漿膜を (⁶　もつ・もたない　)。

□食道は、(⁷　　　　　) を胃へと移送し、食道と胃の境界線近くにある
　(⁸　　　　　　　　　)★ が食道への逆流を防いでいる。

🐾2 胃・十二指腸

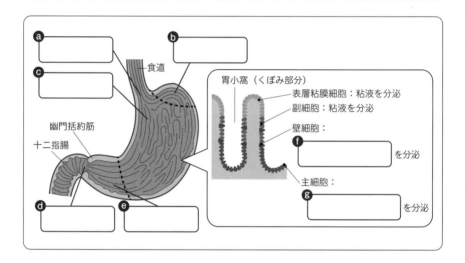

a

b

c

食道

胃小窩（くぼみ部分）

表層粘膜細胞：粘液を分泌

副細胞：粘液を分泌

幽門括約筋

壁細胞：

十二指腸

f

を分泌

主細胞：

d　　　e

g

を分泌

□胃の粘膜上皮の細胞の種類は、(¹　　　　　　　　)★ である。

□胃では、食塊を一時的に (²　　　　　) しながら、消化を行う。

□十二指腸は、胃の (³　　　　) から空腸の間に存在する消化管であ
　り、腹腔の (⁴　前壁・後壁　)★ に固定されている。

胃の上部を胃底と呼ぶのは胃の手術では下部から開腹すること
から付けられたためだよ。
胃の噴門と幽門の上下関係は
「噴火は山頂からするから、噴門が胃の上部に位置する」で
覚えよう！

3 胆嚢・膵臓

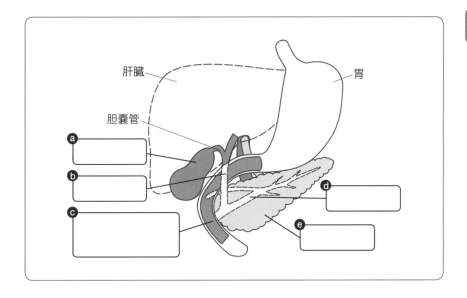

肝臓

胃

胆嚢管

a

b

c

d

e

□ 胆汁は、(^{1}　　　　　　　) で産生・分泌され、胆嚢管を経て (^{2}　　　　　)
に貯蔵される。

□ 胆嚢は、消化管ホルモンである (^{3}　　　　　　　　) ★★★ によって収
縮し、(^{4}　　　　　　　　　) から胆汁を分泌して、脂質を乳化する。

□ 膵臓は、胃の裏側に位置しており、十二指腸に (^{5}　　　　) ★ を分泌す
る外分泌部のほか、血中にホルモンを分泌する (^{6}　　　　　　　　)
がある。

□ 膵臓は、(^{7}　※複数記入　　　　　　　　　　　　) に対する
消化酵素を産生して、消化を進める働きがある。

□ 膵臓は、(^{8}　　　　　　　　) ★ を産生して、胃酸によって酸性化し
た食塊を中和する。

🐾4 肝　臓

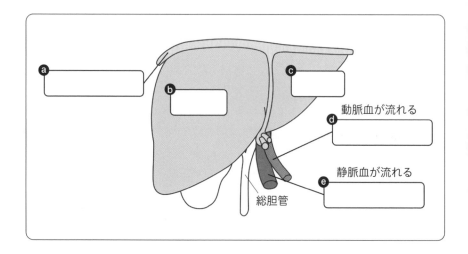

動脈血が流れる

静脈血が流れる

総胆管

□肝臓では (¹ ※複数記入　　　　　　　　　　　　　　　) を代謝する。

□肝臓では消化酵素を分泌 (² する・しない)★ 。

□肝臓ではアルコールや (³　　　　　　) などを解毒したり、アンモ
　ニアを代謝して (⁴　　　) ★ を産生するほか、
　消化のために (⁵　　　) を産生・分泌する。

□肝門脈を流れる血液は (⁶ 静脈血・動脈血) ★★ であり、主に消化管
　から吸収した (⁷　　　) が運ばれる。

□固有肝動脈によって流入する血液は (⁸ 静脈血・動脈血) であり、
　主に (⁹　　　) ★ が運ばれる。

🐾 5 小腸・大腸

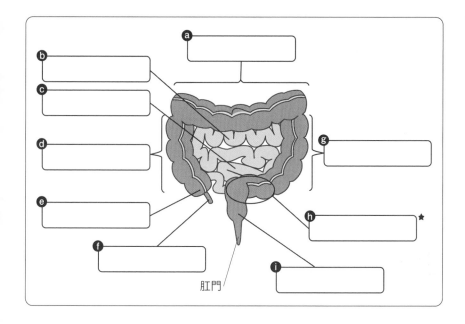

肛門

□ 小腸は、栄養素を吸収しやすいよう粘膜に (^{1})★ が存在する、人体で最も (^{2})★ 臓器である。粘膜上皮の細胞の種類は (^{3}) である。

□ 小腸では、食物の (^{4} ごく一部・大部分) を消化・吸収する。

□ 大腸では、(^{5}) の吸収と (^{6}) の形成を行う。また、腸内細菌叢により (^{7}) を分解する。

╲ ○か✕か 正誤を考えよう！ ╱

- **Q1**：食道は、胃の幽門につながる★。
- **Q2**：胆汁は、胆嚢で産生される。
- **Q3**：大腸粘膜には、絨毛がある★。

9 上部消化管疾患

出題 GL 10　消化器系 ── B　消化器疾患の成因・病態・診断・治療の概要 ── b　胃食道逆流症、c　胃潰瘍、十二指腸潰瘍、d　たんぱく漏出性胃腸症

TOPICS

- 胃食道逆流症の原因には、下部食道括約筋（LES）圧の低下や食道裂孔ヘルニアなどがある。
- 胃・十二指腸潰瘍は、胃粘膜の防御因子よりも攻撃因子（胃酸、NSAIDs、ヘリコバクター・ピロリなど）が上回ることで、胃粘膜が自己消化されることにより生じる。

❶ 胃食道逆流症（GERD）

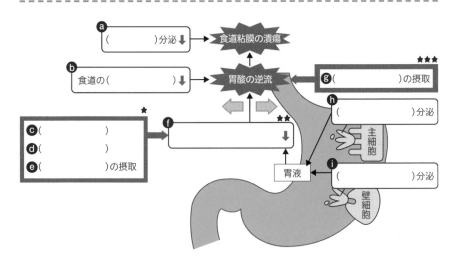

□胃食道逆流症とは、（¹　　　　　　）や（²　　　　　　）が食道へ逆流して

　食道粘膜が傷害される疾患である。傷害された食道粘膜は

　（³　　　　　　　　　）に置き換わり、（⁴　　　　　　　　　　）となる。

□胃食道逆流症の原因として、逆流を防いでいる

（⁵　　　　　　　　　　　　）★★ の低下や（⁶　　　　　　）★ の上昇、

（⁷　　　　　　）の分泌亢進などがあり、原因疾患として、

（⁸　　　　　　　　　　　）★★ や（⁹　　　　　　）がある。

□胃食道逆流症では、逆流を防ぐため、1回当たりの食事量を

（¹⁰ 増や・減ら　）★★★ して、食後は（¹¹　　　　　　　　　）の姿勢を保

ち、すぐに（¹²　　　　　　）★★★ の姿勢をとらない。

😺2 胃・十二指腸潰瘍（消化性潰瘍）

□胃・十二指腸潰瘍とは、（¹　　　　　　）や消化酵素によって胃や十二

指腸の粘膜が自己消化され、粘膜が傷害・欠損する疾患である。

□胃・十二指腸潰瘍は、（²　　　　　　　　　　）★ の感染や

（³　　　　　　）の分泌亢進、薬剤である（⁴　　　　　　　）投与など

の攻撃因子が、（⁵　　　　　　　）や（⁶　　　　　　　）

などの防御因子を上回ることで生じる。

□胃・十二指腸潰瘍では、（⁷　　　　　　　）痛★ がみられ、胃潰瘍

で出血を生じると、血清（⁸　　　　　　　）値★ が上昇する。

😺3 たんぱく漏出性胃腸症

□たんぱく漏出性胃腸症は、消化管粘膜にある血管の（¹　　　　　）が

亢進して、（²　　　　　　）★★ などのたんぱく質が血管から管腔

へ漏れる疾患である。

□たんぱく漏出性胃腸症では、（³　　　　　　）血症を生じるため、

膠質浸透圧は（⁴ 低下・上昇　）し、（⁵　　　　　）や（⁶　　　　　）★ がみら

れる。

出題GL 10　消化器系 ── B　消化器疾患の成因・病態・診断・治療の概要
── h　肝炎、i　肝硬変、j　脂肪肝、NAFLD・NASH、k　胆石
症、胆嚢炎、l　膵炎

TOPICS

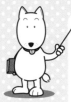

- 肝臓は、糖新生・脂質合成・たんぱく質（アルブミン）合成など
を行う重要臓器である。
- 肝機能低下に対する LES 食・分枝アミノ酸補給などの栄養管理
や、肝性脳症の機序、フィッシャー比を理解する。
- 胆石症とコレステロール、膵臓とインスリンの関係も国試頻出！

1 肝　炎

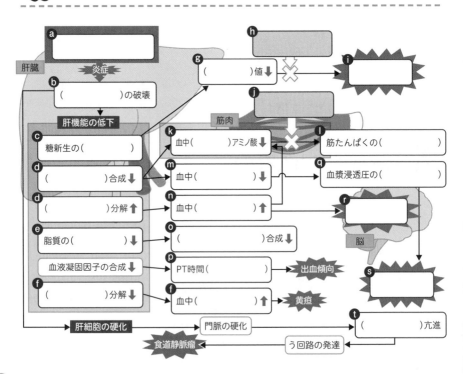

□肝炎とは、主に（¹　　　　　　　）★★ により肝臓に炎症が生じる疾患であり、A 〜 E 型の 5 種類が確認されている。

□急性肝炎とは、炎症が数か月以内に終了するものをいい、炎症により肝細胞が破壊され、（²　　　　　　　）★ などがみられる劇症肝炎となる場合がある。

□慢性肝炎とは、炎症が数か月以上持続するものをいい、肝細胞が（³　　　　　　　）することで肝機能が低下し、進行すると（⁴　　　　　　　）となる。その約 70% は（⁵　　　　）型肝炎が占める。

□肝炎では、肝細胞が破壊され（⁶　　　　）や（⁷　　　　）などの酵素が放出されるため、これらの酵素が肝機能の評価指標として利用される。なお、肝特異性が高いのは（⁸　　　　　　）である。

□C 型慢性肝炎では、肝臓で（⁹　　　　）が過剰に蓄積し、それにより（¹⁰　　　　）が産生されて肝障害に関わるとされるため、（⁹　　　　）★★ の摂取を制限する。

🐾2 肝硬変

□肝硬変とは、肝細胞の壊死と再生が繰り返されることにより肝臓全体の（¹　　　　　　）が進行した、肝障害の終末像である。最終的には（²　　　　　）に至る。

□肝硬変は、肝機能がまだ保たれている（³　　　　　　）期と、肝機能を保つことができていない（⁴　　　　　　）期に大別される。

□肝硬変ではたんぱく質に由来する（⁵　　　　　　　）を分解できず、脳に達することで意識障害を生じる（⁶　　　　　　　）を引き起こす。

□肝硬変では、糖新生が（⁷　亢進・低下　）するため、血糖値の（⁸　上昇・低下　）がみられる。

🐾 3 脂肪肝、NAFLD・NASH

□脂肪肝とは、食べ過ぎや運動不足により肝細胞内に
（¹　　　　　　　　　　）★★ が過剰に蓄積した状態をいう。

□脂肪肝のうち、アルコールを原因としないものを
（²　　　　　　　　　　　　　　　　）という。そのうち、炎症を
伴わないものを（³　　　　　　　　　　　　　）、炎症を伴う
ものを（⁴　　　　　　　　　　　　）という。

□非アルコール性脂肪性肝疾患（NAFLD）では内臓脂肪の蓄積により
インスリンの（⁵ 抵抗性・感受性 ）★★ が高まる。

□非アルコール性脂肪肝炎（NASH）は肝臓の（⁶　　　　　）★★ が進み、
肝硬変や肝がんに進展することがある。

🐾 4 胆石症・胆嚢炎・膵炎

Ａ 胆石症・胆嚢炎

□胆石症とは、胆嚢や胆道内に結石を生じる疾患であり、典型的な症状
として（¹　　　　　　　）痛や黄疸、発熱などがみられる。なお、
胆嚢内結石は（²　　　　　　　　）を引き起こすことがある。

□胆石症は（³　　　　　　　　）★ を多く含む食事がリスク要因となり、
治療は、（⁴ 外科的・内科的 ）治療が原則となる。

Ｂ 膵　炎

□急性膵炎とは、何らかの原因で（¹　　　　　　　　）★★ が活性化され
ることで、膵臓を（²　　　　　　　　）する疾患である。症状として、
発熱を伴う（³　　　　　　　　）が生じ、痛みは背部に放散する。

□急性膵炎の原因はさまざまだが、男性では（⁴　　　　　　　　）＊の過剰摂取が多い。

□急性膵炎の急性期では、膵臓の安静保持のため、食事は（⁵　　　　　　　）とし、症状に応じて（⁶　半消化態・消化態・成分　）栄養剤を用いる。

□慢性膵炎とは、（⁷　　　）か月以上にわたって膵臓に持続的な炎症が生じることで、膵臓に（⁸　　　　　　　　）などの不可逆的な変化をもたらす疾患である。

□慢性膵炎の原因は、（⁹　　　　　　　）の過剰摂取や（¹⁰　　　　）症が多い。

□慢性膵炎の代償期では、血液中の膵酵素（アミラーゼ・リパーゼ）は（¹¹　減少・増加　）＊＊する。また、症状としては、心窩部痛のほか、（¹²　　　　　　）がみられる。

□慢性膵炎の非代償期では、血液中の膵酵素（アミラーゼ・リパーゼ）は（¹³　減少・増加　）する。また、膵ランゲルハンス島が傷害されるため、（¹⁴　　　　　　）の分泌が低下することで（¹⁵　　　　　　　）＊＊を合併しやすくなる。しかし、膵臓が破壊されているため、（¹²　　　　　　）＊＊は軽減する。

□慢性膵炎では食事療法として、（¹⁶　　　　　　）摂取を禁止するとともに（¹⁷　　　　　）の摂取を制限する。

○か✕か　正誤を考えよう！

- Q1：慢性肝炎の約 70％ は、B 型肝炎が占める。
- Q2：胆石症では、黄疸がみられる。
- Q3：膵炎は、糖尿病のリスク因子である。

11 下部消化管疾患

出題GL 10 消化器系 —— B 消化器疾患の成因・病態・診断・治療の概要
—— e 炎症性腸疾患；クローン病、潰瘍性大腸炎、f 過敏性腸症
候群、m 腸閉塞（イレウス）

TOPICS

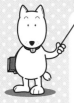

- 炎症性腸疾患は、好発部位が限局的で血便が頻繁にみられるのが潰瘍性大腸炎、好発部位が広範で血便はほとんどみられないのがクローン病と対比で覚える。
- イレウスは単純性・複雑性・麻痺性・けいれん性という分類が重要。

🐾 炎症性腸疾患（潰瘍性大腸炎・クローン病）

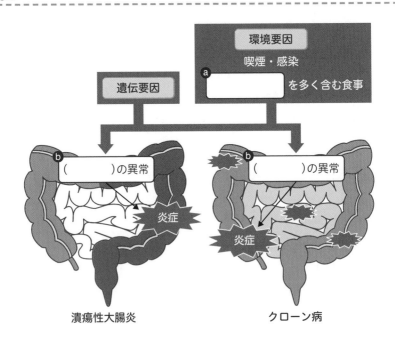

潰瘍性大腸炎　　　　　　　　クローン病

A 潰瘍性大腸炎

□潰瘍性大腸炎では、(^{1}　　　　　　）内において口側にむかって
（^{2} 連続的・断続的 ）に潰瘍が生じるため、（^{3}　　　　　　）★ が特徴
的にみられる。また、症状として（^{4}　　　）や（^{5}　　　）がみられる。

□潰瘍性大腸炎により、（^{6}　　　　　　）★★ のリスクが高まる。

□潰瘍性大腸炎の薬物療法として、（^{7}　　　　　　）製剤★ が使
用されるが、それにより（^{8}　　　　　　）★ の吸収が低下する。

B クローン病

□クローン病では、炎症・潰瘍が（^{1}　　　　　）から（^{2}　　　　　　）★
までに（^{3} 連続的・断続的 ）にみられ、（^{4}　　　　　）★ 部に好発
する。

□クローン病の薬物療法として、（^{5}　　　　　　）製剤★ が使用
される。また、近年、生物学的製剤として
（^{6}　　　　　　　　）製剤★★ が用いられる。

□クローン病の活動期では、栄養療法として
（^{7} 半消化態・消化態・成分 ）★★ 栄養剤が有効であるが、これは炎
症の原因となる（^{8}　　　　　）をもたない栄養素で構成されており、
（^{9}　　　　）が少なく、消化しやすいためである。

🐾② 過敏性腸症候群（IBS）

□過敏性腸症候群とは、（^{1}　　　　　　）★ が認められないにも
関わらず、腸管機能の異常により（^{2}　　　　　）や（^{3}　　　）★★ な
どを生じる機能的症候群である。

□過敏性腸症候群の原因として、（^{4}　　　　　　）の関与が疑われる。

□過敏性腸症候群の治療として、（^{5}　　　　　　）★★ を行う。

🐾③ イレウス（腸閉塞）

□ イレウスとは、腸管で（¹　　　　　　　　　）が障害される疾患である。

□ イレウスは2つに大別され、腸管の（²　　　　　　　　　）などの器質
的（物理的）な病変により腸が閉塞する機械的イレウスと、麻痺やけ
いれんなどで腸管の（³　　　　　　　　　）★★ が機能しないことで腸が
詰まる機能的イレウスがある。

□ イレウスの症状として、腸管が閉塞して排便が障害されることで
（⁴　　　　　　　　　）★★ などが生じる。

□ イレウスに対する食事療法として、（⁵　　　　　　　　　）★★ とする。

🐾④ 短腸症候群

□ 短腸症候群とは、（¹　　　　　　　　　）★ などの原因により、元々およそ
6mある（²　　　　　　　）を広範に切除して（³　　　　　　　）★ cm以下と
なった結果、（⁴　　　　　　　）などの吸収が不良となる症候群である。

□ 短腸症候群の主な症状として、（⁵　　　　　　　）★★ などがある。

□ 短腸症候群に対する食事療法として、消化吸収不良予防のため
（⁶　　　　　　　）★ を制限する。

⭕か❌か 正誤を考えよう！

- **Q1**：潰瘍性大腸炎では、消化管の全部位にわたって炎症が生じる。
- **Q2**：過敏性腸症候群の治療では、抗TNF-α抗体製剤が用いられる★★。
- **Q3**：イレウスでは、経腸栄養法を選択する★★。

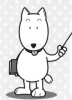

12 心臓の構造と機能

出題 GL 11 循環器系 —— A 循環器系の構造と機能 —— a 心臓の構造と機能、c 体循環、肺循環、e 血圧調節の機序

TOPICS

- 体循環と肺循環の違いをしっかり覚える。特に肺動脈には静脈血、肺静脈には動脈血が流れることに注意する。
- 血圧を高めるホルモンとして、腎臓からレニンが、肝臓からアンジオテンシノーゲンが、副腎皮質からアルドステロンが分泌される。

🐾 ① 心臓の構造

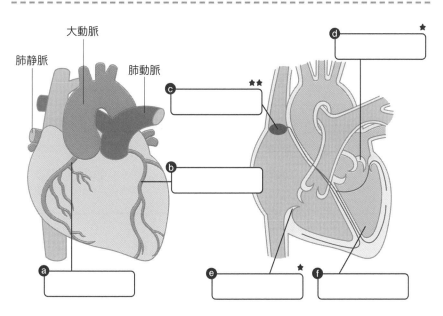

- 心臓の部位は「う　　さ　ぎ　さ　　そう」

  右心　・三尖弁　左心　・僧帽弁　　　　で覚えよう！

2 心臓の機能

A 心筋の活動電位

☐ 心臓から血液を拍出するために (^{1})★★ から規則的に発せられる電気信号により心筋の弛緩・収縮を行う経路の総称を、(^{2}) という。

☐ 心電図とは、心臓において電極に向かう電気的興奮を (^{3} 上・下) 向き、電極から遠ざかる電気的興奮を (^{4} 上・下) 向きの波形で記録する (^{5} 画像・生理機能)★ 検査である。

☐ 心電図の P 波は (^{6})★★ の興奮を示し、QRS 波は (^{7})★ の興奮を示す。

B 血液循環

☐ 全身に血液を送る血管は (^{1}) である。

☐ 全身に送り出された血液が心臓に戻ってくる循環を (^{2}) という。

☐ 肺に血液を送る血管は (^{3})★★★ である。

☐ 肺で血液から酸素を取り込み、二酸化炭素を排出する (^{4}) を行った後に心臓に戻ってくる循環を (^{5}) という。

☐ 左心室の壁厚が右心室より (^{6} 厚い・薄い) のは、(^{7}) ためである★★ 。

☐ 心臓への流入血液量が増えると、心収縮力は (^{8} 減少・増加)★ する。

☐ 心拍出量は、成人で安静時に約 (^{9})★ L/分である。

C 血圧調節

□神経系による血圧調節として自律神経が作用しており、神経伝達物質である(^{1})は血管を収縮させ、
(^{2})は血管を拡張させる。

□血圧上昇時には(^{3} 交感・副交感)★★★ 神経が優位に働き、心拍数が(^{4} 増加・減少)して血圧を低下させる。

□血圧低下時には(^{5} 交感・副交感)神経が優位に働き、心拍数が(^{6} 増加・減少)して血圧を上昇させる。

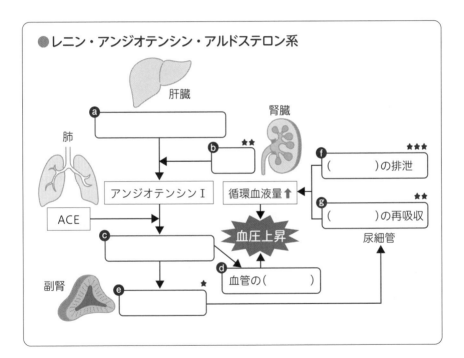

●レニン・アンジオテンシン・アルドステロン系

肝臓
腎臓
肺

a [_____]

b ★★ [_____]

アンジオテンシンⅠ

ACE

循環血液量⬆

f ★★★ ( )の排泄

g ★★ ( )の再吸収

血圧上昇

尿細管

c [_____]

d 血管の( )

副腎

e ★ [_____]

◯か✕か 正誤を考えよう！

- **Q1**：肺動脈を流れる血液は、動脈血である★★。
- **Q2**：交感神経の興奮は、心拍数を減少させる。
- **Q3**：アンジオテンシンⅡは、血圧を低下させる。

13 循環器疾患

出題 GL 11　循環器系 —— B　循環器疾患の成因・病態・診断・治療の概要 —— d　高血圧症、e　虚血性心疾患；狭心症、心筋梗塞、f　不整脈；心房細動、心室細動、心室頻拍、h　心不全、i　脳出血、脳梗塞、くも膜下出血

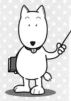

TOPICS

- 血圧を高める要因には、食塩の摂りすぎ、血管の収縮・狭窄、血液粘度の上昇などがある。
- 血管が狭まって一時的に虚血するのが狭心症、血管が詰まって心筋壊死するのが心筋梗塞である。
- 心室が血液を拍出するため、心室細動は致死的となる。

🐾1 高血圧

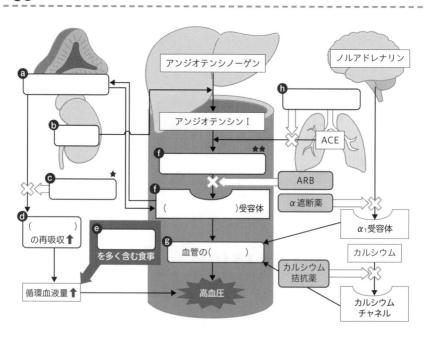

A 病　態

☐ 高血圧とされる血圧は、収縮期血圧（¹　　　　）mmHg 以上、拡張期血圧（²　　　　）mmHg 以上である。

☐ 高血圧症は、基礎疾患が存在しない（³　　　　）高血圧症★ と、他の疾患が原因となる（⁴　　　　）高血圧症に分類される。

☐ 末梢の血管が収縮すると、血圧は（⁵ 低下・上昇 ）★★ する。また、血液粘性が高いと、血圧は（⁶ 低下・上昇 ）★★ する。

☐ 高血圧をまねく生活習慣として、（⁷　　　　）の過剰摂取や（⁸　　　　）、（⁹　　　　）が知られる。

B 治　療

☐ 降圧目標は、75 歳未満では収縮期血圧（¹　　　　）mmHg 未満、拡張期血圧（²　　　　）mmHg 未満であり、75 歳以上では収縮期血圧（³　　　　）mmHg 未満、拡張期血圧（⁴　　　　）mmHg 未満である。

☐ 食事療法として、（⁵　　　　）を制限することや、（⁶　　　　　　）を多く含む野菜や果物の摂取にも降圧効果が認められている。

☐ 血圧を低下させる運動療法として、強度が（⁷ 軽い・強い ）（⁸ 無酸素・有酸素 ）運動が推奨される。

🐾2 虚血性心疾患

A 病　態

☐ 虚血性心疾患とは、（¹　　　　　）を通じて心臓に栄養や酸素が行き渡らないことで（²　　　　）を生じる心疾患である。

☐ 虚血性心疾患には、可逆的な疾患である（³　　　　）★ と不可逆的な疾患である（⁴　　　　）がある。

□狭心症では心筋壊死が（⁵ 生じる・生じない ）★ が、心筋梗塞では
　心筋壊死が（⁶ 生じる・生じない ）。

□狭心症や心筋梗塞では、（⁷　　　　　）発作がみられるが、狭心症の
　ほうが発作の持続時間が（⁸ 短い・長い ）。

□急性心筋梗塞では、血清クレアチンキナーゼ（CK）値が
　（⁹ 低下・上昇 ）する。

B 治　療

□狭心症の胸痛には、冠状動脈拡張作用のある
　（¹　　　　　　　　　　　　　　）★ の舌下投与が有効である。

□心筋梗塞の胸痛には、（²　　　　　　　　）が投与される。

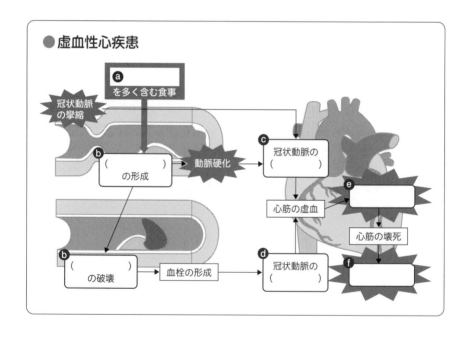

●虚血性心疾患

ⓐ ［　　　　　　　　］を多く含む食事

冠状動脈の攣縮

ⓑ（　　　　　）の形成　　動脈硬化

ⓒ 冠状動脈の（　　　　　）

心筋の虚血

ⓑ（　　　　　）の破壊　　血栓の形成

ⓓ 冠状動脈の（　　　　　）

ⓔ ［　　　　　　　］

心筋の壊死

ⓕ ［　　　　　　　］

🐾3 不整脈

A 病　態

☐ 不整脈とは、（¹　　　　　　　　　）の異常により（²　　　　　）のリズムや数が不規則となる疾患である。脈（心拍）が（³　　　　　　　）/分以下の場合を徐脈、（⁴　　　　　　　）/分以上の場合を頻脈という。

☐ 不整脈のうち最も致死性の高い不整脈は、（⁵　　　　　　　　　）★★ である。

☐ 心房細動では、心房が（⁶　　　　　　　）し、心房内で血液がうっ血するため、（⁷　　　　　　）が形成されるリスクが高まり、（⁸　　　　　　　　　）を引き起こす。

☐ 心室細動とは、心室が（⁹ 拡張・収縮 ）しなくなることで、急激に全身へ血液をほとんど拍出できなくなり、（¹⁰　　　　　　　　）や（¹¹　　　　　　　）がみられる。

B 治　療

☐ 心房細動の治療には、（¹　　　　　　　　　）が用いられる。

☐ 心室細動や心室頻拍の治療には、（²　　　　　　　　　　）が用いられる。

🐾4 心不全

A 病　態

☐ 心不全とは、心臓が血液を（¹　　　　　　　）する能力が低下し、静脈に血液が貯留することで、（²　　　　　　　　　　）が生じる疾患である。進行すると（³　　　　　　　　）★ を伴い、予後は不良となる。

☐ 心不全では、全身へ血液を送れなくなるため、レニン・アンジオテンシン・アルドステロン系が（⁴ 低下・亢進 ）★★ し、交感神経系は（⁵ 低下・亢進 ）★★ する。

□心不全では、心臓の負荷が高まっていることから、血漿 BNP（脳性ナトリウム利尿ペプチド）値は、（⁶ 低下・上昇 ）★★★ する。

□左心不全では、左心室の収縮力が（⁷ 低下・上昇 ）して心拍出量が減少するため（⁸　　　）★★★ にうっ血を生じる。

□右心不全では、右心室の収縮力が（⁹ 低下・上昇 ）して心拍出量が減少するため、（¹⁰　　　）にうっ血を生じる。

B 治　療

□治療薬として、心負荷軽減のために（¹　　　　　）が用いられる。

□食事療法として、循環血液量の減少のために（²　　　　）や（³　　　　）の摂取を制限する。

5 脳血管疾患

A 病　態

□脳卒中とは、脳血管の狭窄・閉塞による（¹　　　　　）や、脳血管の破裂による（²　　　　　　）により、脳細胞への血液が不足し、（³ 急性・慢性 ）★ 症状を生じる脳血管疾患の総称である。

□脳梗塞の前駆症状として、（⁴　　　　　　）発作★★ がみられる。

□脳出血とは脳実質内での出血をいい、くも膜下出血とは脳動脈に生じた（⁵　　　　　）が破裂して、脳実質と脳を覆うくも膜の間にある（⁶　　　　）★★ に生じる出血をいう。

□脳出血のリスク要因として、（⁷　　　　　　）★★ などが知られている。

□くも膜下出血の症状としてほぼ必発である激烈な（⁸　　　　　　）は、（⁹ 緩徐・急激 ）★ に発現する。

B 治　療

☐ 脳梗塞の治療薬として、(^{1}　　　　　　　　　　　　) が用いられる。

☐ 脳出血の急性期の治療薬として、(^{2}　　　　　　　　　) が用いられる。

● **脳血管疾患**

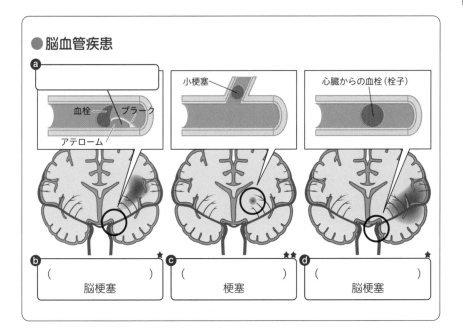

ⓐ

血栓　プラーク

アテローム

小梗塞

心臓からの血栓（栓子）

ⓑ ★ (　　　　　　　　)　脳梗塞

ⓒ ★★ (　　　　　　　　)　梗塞

ⓓ ★ (　　　　　　　　)　脳梗塞

◯か✕か　正誤を考えよう！

- **Q1**：食塩制限により血圧が降下する理由は、循環血液量が減少するためである。
- **Q2**：心筋壊死が生じる虚血性心疾患は、狭心症である。
- **Q3**：肺うっ血を生じるのは、右心不全である。

14 腎臓の構造と機能

TOPICS

- 主な腎臓の機能には、尿の生成やビタミンDの活性化などによる電解質の調整、レニン分泌による血圧調整、エリスロポエチンの産生・分泌による造血促進がある。
- 尿細管の各部位による物質の再吸収・濾過を理解する。

🐾1 腎臓の構造

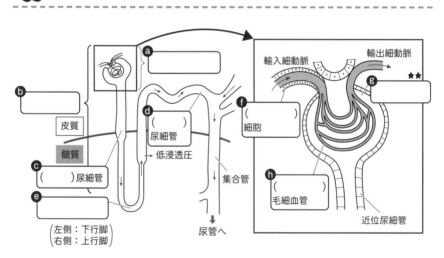

ⓐ
ⓑ
皮質
ⓓ 尿細管
髄質
低浸透圧
ⓒ （　）尿細管
集合管
ⓔ
（左側：下行脚）
（右側：上行脚）
尿管へ

輸入細動脈　　輸出細動脈
ⓕ 細胞
ⓖ ★★
ⓗ （　）毛細血管
近位尿細管

🐾2 腎臓の機能

A 血液の濾過・尿の生成

□腎臓は、血液を濾過して（¹　　　）を生成している臓器である。糸球体には（² 動・静 ）脈血★★★ が流入し、血液中の老廃物は糸球体基

底膜の小さな孔から（³　　　　　　　　）へと染み出て濾過される。

□糸球体で濾過される血液中の老廃物とは、たんぱく質の代謝物である
（⁴　　　　　　　）や、筋肉由来の代謝物である（⁵　　　　　　　　）★★
であり、（⁶　　　　　　　）★★ や高分子のたんぱく質は濾過されない。

□糸球体で濾過された液体は（⁷　　　　　）★ となり、1日約（⁸　　　　　）★★ L
が近位尿細管へと流れ込む。このうち約（⁹　　　　　）★ ％ が尿となる。

□近位尿細管では、原尿が含む（¹⁰　　　　）や（¹¹　　　　　　　）の約 95％、
（¹²　　　　　　　）と（¹³　　　　　　　）のほぼ 100％ が再吸収される。

□ある時間（単位時間）中に糸球体で濾過される血液量を
（¹⁴　　　　　　　　　　）というが、濾過される血液量は直接測定で
きないため、尿中にしか排泄されない（¹⁵　　　　　　　　）★★ を活用
した（¹⁶　　　　　　　　　　　）が腎機能評価の指標として用いら
れる。

B 体水分量・電解質濃度の維持

□循環血液量が減少し糸球体への血圧が低下すると、血圧を高めるため
に腎臓の傍糸球体細胞から（¹　　　　　　）★★★ が分泌される。

□腎臓は、造血を促すホルモンである（²　　　　　　　　　　　）★★ を産
生・分泌する。

□腎臓は、ビタミン D を（³　　　　　　　　　　　）へ活性化して、腸管
からの（⁴　　　　　　　）や（⁵　　　　　　　）の吸収を促すとともに、その吸
収を抑制する（⁶　　　　　　　　　　　）★★★ の分泌を抑制する。

○か✕か 正誤を考えよう！

- **Q1**：糸球体を流れる血液は、静脈血である★★★。
- **Q2**：原尿の 10％ が、尿として体外に排出される★。
- **Q3**：腎臓は、血清カルシウム濃度を調節している。

2

人体の構造と機能及び疾病の成り立ち（解剖生理学・臨床医学）

15 腎疾患

出題 GL 12　腎・尿路系 —— B　腎・尿路疾患の成因・病態・診断・治療の概要 —— a　急性糸球体腎炎、b　ネフローゼ症候群、c　急性腎障害（AKI）、d　CKD；〔糖尿病性腎臓病（DKD）；糖尿病腎症）、慢性糸球体腎炎、腎硬化症

TOPICS

- ネフローゼ症候群では、低アルブミン血症とアルブミン尿がみられる。
- CKD（慢性腎臓病）は国試最頻出疾患の一つ。重症度を分類するアルブミンと GFR（特に 60 未満）の区分は必ず暗記する！

1 ネフローゼ症候群

□ ネフローゼ症候群とは、持続的な尿（¹　　　　　　　）★ と血清（²　　　　　　　）★ 低値が診断の必須項目となり、それらの結果として血漿膠質浸透圧が低下し（³　　　　　）★★★ がみられる一連の病態をいう。また、（⁴　　　　　　　）★★★ 血症が高頻度にみられ、診断基準の一つとなっている。

□ 一次性（原発性）のものは過剰な（⁵　　　　　　）により糸球体基底膜の透過バリアが傷害されるために生じる。二次性のものは（⁶　　　　　　　　　）★★ などから続発する。

□ ネフローゼ症候群の治療では、炎症を抑えるために（⁷　　　　　　　　）薬★★ が投与される。

2 糸球体腎炎

□ 糸球体腎炎とは、糸球体で（¹　　　　　　　　　）による炎症が生じて腎機能が低下する疾患であり、血尿や（²　　　　　　　）尿がみられる。

□急性糸球体腎炎の主な原因に（³　　　　　　　　　　）菌★★ などの
感染があり、慢性糸球体腎炎の主な原因に（⁴　　　　　　）の異常がある。

□急性糸球体腎炎では初期に高血圧や乏尿がみられ、治療は
（⁵　　　　　　　）を基本とする。

□慢性糸球体腎炎の治療として、（⁶　　　　　　　　）薬が投与される。

❸ 糖尿病腎症

□糖尿病腎症とは、長期間の高血糖状態により（¹　　　　　　　）が障害
されることで、腎臓の（²　　　　　　　）が硬化して腎機能が低下する疾
患である。（³　　　　　　）患者の原因疾患の第1位である。

□糖尿病腎症は、糖尿病が長期の場合に、尿（⁴　　　　　　　　　　　　）
と血清（⁵　　　　　　　）★ の程度によって診断され、糸球体の濾
過能力を示す（⁶　　　　　　　）を加えて病期が分類される。

□糖尿病腎症の病期は5期に分かれており、第1期では
（⁷　正常・微量・顕性　）アルブミン尿で判定され、第2期では
（⁸　正常・微量・顕性　）★ アルブミン尿で判定され、第3期では
（⁹　正常・微量・顕性　）★ アルブミン尿で判定される。第4期では
アルブミン尿にかかわらず、GFR（eGFR）が（¹⁰　　　）mL/ 分 /1.73m²
未満で判定され、第5期は（¹¹　　　　　　）★ により判定される。

❹ CKD（慢性腎臓病）

□CKD とは、単一の疾患ではなく、腎障害を示す所見とともに糸球体
濾過量（GFR）（¹　　　）★ mL/ 分 /1.73m² 未満となる状態が
（²　　　　　　　）以上持続する状態である。

□CKD の重症度は、原疾患の有無のほか、（³　　　　　　　）尿★★ の有
無と（⁴　　　　　　　　）によって評価する。

□CKDでは、腎臓での血液の濾過・尿の生成、体水分量・電解質濃度の維持などの機能が低下する。糸球体での血液濾過量が減少することで細胞外液が増加して血圧の（⁵　上昇・低下　）や（⁶　　　　　　）の原因となる。また、糸球体が炎症などにより損傷して透過性が亢進するため尿へ（⁷　　　　　　　　）が過剰に排泄される。

□CKDにおける電解質異常として、水素イオンの排泄低下や

（⁸　　　　　　　　　　　　　）★★の再吸収障害による

（⁹　　　　　　　　　　　　）★★★や、カリウムの排泄低下による

（¹⁰　　　　　　　）、ビタミンD活性障害による（¹¹　　　　　　）が

みられる。

□CKDでは（¹²　　　　　　　　　）の産生低下により

（¹³　悪性貧血・腎性貧血　）を生じる。

CKD（慢性腎臓病）の重症度分類

原疾患		たんぱく尿区分		
		A1	A2	A3
●糖尿病	尿アルブミン定量	(ⓐ　　　)	(ⓑ　　　)	(ⓒ　　　)
	尿アルブミン/クレアチニン(Cr)比	30未満	30〜299	300以上
●高血圧 ●腎炎 ●多発性嚢胞腎 ●移植腎 ●不明	尿たんぱく定量	正常	軽度たんぱく尿	高度たんぱく尿
	尿たんぱく/クレアチニン(Cr)比	0.15未満	0.15〜0.49	0.50以上
GFR	G1	正常または高値	≧90			
	G2	正常または軽度低下	(ⓓ　　　)〜89			
	G3a	軽度〜中等度低下	(ⓔ　〜　)★			
	G3b	中等度〜高度低下	(ⓕ　〜　)			
	G4	高度低下	15〜(ⓖ　　)★			
	G5	末期腎不全	<15			

CKDの重症度は死亡、末期腎不全、心血管死亡発症のリスクを■のステージを基準に、■、■、■の順にステージが上昇するほどリスクは上昇する。

🐾 ⑤ 腎不全

A 急性腎不全

□急性腎不全とは、数時間〜数日で急激に (¹　　　　　　　) 量の減少や老廃物の貯留などの症状が現れる状態である。

□急性腎不全は原因により3つに分類され、(²　　　　　　) ★ 量や (³　　　　　　) 量が減少することで腎機能が維持できなくなる腎前性急性腎不全、尿細管の障害や (⁴　　　　　　) ★ による尿細管壊死など腎自体が原因となる腎性急性腎不全、(⁵　　　　) の狭窄・閉塞などが原因となる腎後性腎不全がある。

□急性腎不全では、尿量が減少し、1日 (⁶　　　　　) ★★ mL 以下の乏尿や1日 (⁷　　　　) mL 以下の無尿がみられる。

□急性腎不全は、発症期、(⁸　　　　　　　) 期、(⁹　　　　　) ★ 期、回復期という臨床経過をたどる。

B 慢性腎不全

□慢性腎不全とは、数か月以上にわたり (¹ 可逆・不可逆) 的に腎機能が低下している状態である。

□腎機能が著しく低下した末期腎不全では、老廃物の排泄低下により (²　　　　　　) を生じ、それにより (³　　　　　　) ★ 障害がみられる。

⭕か❌か 正誤を考えよう！

- **Q1**：糖尿病腎症は、血中 HbA1c の増加で診断される ★ 。
- **Q2**：CKD の診断基準は、GFR が 60mL/分/1.73m² 以上である ★ 。
- **Q3**：急激な腎血流量減少は、腎不全の原因となる ★ 。

16 透析

出題 GL 12 腎・尿路系 —— B 腎・尿路疾患の成因・病態・診断・治療の概要 —— e 血液透析、腹膜透析

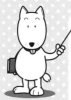

TOPICS

- 透析での血液濾過は、浸透圧による拡散を利用している。
- 血液透析は短時間で小分子物質を濾過し、半永久的に実施できるが通院が必要。
- 腹膜透析は長時間で大分子物質を濾過し、永続的には実施できないが自宅で可能。

🐾 1 透析のメカニズム

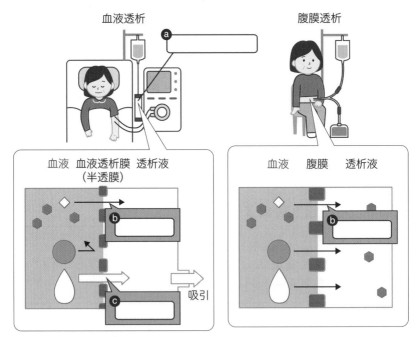

血液透析

腹膜透析

ⓐ

血液　血液透析膜　透析液
（半透膜）

ⓑ

ⓒ

吸引

血液　　腹膜　　透析液

ⓑ

⬢ グルコース　◇ 小分子物質（カリウムなど）
◯ 水分　　　⬤ 大分子物質（たんぱく質など）

□血液中には筋肉のエネルギー源であるクレアチンリン酸の代謝物である（¹　　　　　　　）や（²　　　　　　　）などの老廃物が含まれ、体内に蓄積すると、易疲労感や浮腫などの（³　　　　　　）症状を生じる。

□透析における体内の老廃物の濾過は、血液に含まれる老廃物の濃度よりも透析液の濃度が低い場合に、老廃物が透析膜を介して透析液へ均等に散らばろうと（⁴　　　　　）する現象を利用して行われる。

🐾 2 透析の種類

□透析とは、血液の老廃物を濾過する機能が低下した腎臓の代わりに、（¹　　　　　　）を利用して人工的に血液を濾過する医療行為をいう。

□透析の種類には、自分の体内の（²　　　　）を利用する（²　　　　　　）★透析と、腕に（³　　　　　　）を造設し自分の体外の（⁴　　　　　　　　）で行う（⁵　　　　）透析の２種類がある。

□透析患者の 97％ が、（⁶　　　　　）★透析患者である。

□腹膜透析では、腹膜の孔のサイズが血液透析膜の孔より（⁷　小さい・大きい　）ため、（⁸　　　　　　　）★の除去に適している。

□腹膜透析の除水は、透析液中の（⁹　　　　　　）★★濃度を高めて生じる（¹⁰　　　　）差によって行っている。

□血液透析では、血液透析膜の孔のサイズが腹膜の孔より（¹¹　小さい・大きい　）ため、（¹²　　　　　　）の除去に適している。

□血液透析は、腹膜透析よりも透析効率が（¹³　低く・高く　）、透析時間は（¹⁴　短い・長い　）★が、（¹⁵　自宅・病院　）★で実施する必要がある。

〇か✕か 正誤を考えよう！

- Q1：血液透析は、腹膜を用いた血液浄化法である。
- Q2：腹膜透析は血液透析に比べて、アルブミンを除去しやすい。

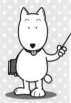

出題GL 13　内分泌系 —— A　内分泌器官と分泌ホルモン —— a　ホルモン分泌の調節機構、b　視床下部・下垂体ホルモン、c　甲状腺ホルモン、d　カルシウム代謝調節ホルモン、e　副腎皮質・髄質ホルモン、f　膵島ホルモン、g　性腺ホルモン

TOPICS

- 内分泌系は分泌するホルモンにより、成長・成熟、生殖、基礎代謝、電解質などを調節し、分泌量はネガティブ・フィードバックなどで調整される。
- 下垂体ホルモンは視床下部ホルモンに分泌を促進され、肝臓・甲状腺・副腎・性腺などの各標的器官に作用する。
- 下垂体の前葉と後葉から分泌されるホルモンは国試頻出。下垂体後葉からの分泌はオキシトシンとバソプレシンのみである。
- 甲状腺ホルモンは基礎代謝を、副甲状腺ホルモンは血中のリン・カルシウム・ビタミンDを調節する。

視床・視床下部・下垂体前葉

☐ 視床は、(^{1} ※複数選択　　視覚・嗅覚・聴覚・味覚　　）や体性感覚などを大脳新皮質へ伝達する役割をもつ。

☐ 2つある視床の結合部位の間に（^{2}　　　　　　）が存在し、
（^{3}　　　　　　　　）を分泌する。

☐ 視床下部は（^{4}　　　　）神経の中心的な役割をもつ。

☐ 下垂体は（^{5}　　　　　　　　）からぶら下がる形で存在する。

A 成長ホルモン（GH）

☐ 成長ホルモン放出ホルモン（GHRH）から刺激を受け、
（^{1}　　　　　　　　）★★ から分泌された成長ホルモン（GH）は、軟骨細胞の増殖やたんぱく質の合成を促進させる。

☐ 成長ホルモン（GH）の分泌は、（^{2}　　　　　　　　　　）★ により抑制される。

● 主な内分泌器官と分泌ホルモン

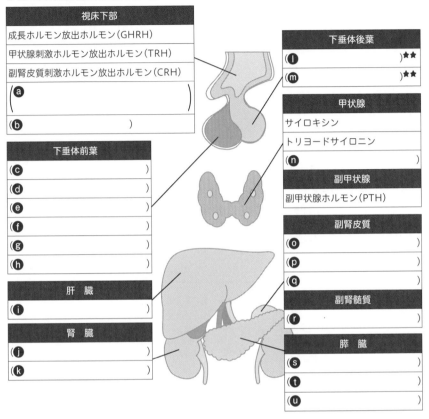

視床下部
成長ホルモン放出ホルモン（GHRH）
甲状腺刺激ホルモン放出ホルモン（TRH）
副腎皮質刺激ホルモン放出ホルモン（CRH）
ⓐ（
ⓑ（　　　　　　　　　）

下垂体前葉	
ⓒ（	）
ⓓ（	）
ⓔ（	）
ⓕ（	）
ⓖ（	）
ⓗ（	）

肝　臓	
ⓘ（	）

腎　臓	
ⓙ（	）
ⓚ（	）

下垂体後葉	
ⓛ（	）★★
ⓜ（	）★★

甲状腺	
サイロキシン	
トリヨードサイロニン	
ⓝ（	）

副甲状腺
副甲状腺ホルモン（PTH）

副腎皮質	
ⓞ（	）
ⓟ（	）
ⓠ（	）

副腎髄質	
ⓡ（	）

膵　臓	
ⓢ（	）
ⓣ（	）
ⓤ（	）

B 甲状腺刺激ホルモン（TSH）

☐ 甲状腺刺激ホルモン放出ホルモン（TRH）から刺激を受け、

（¹　　　　　　　　　　） から分泌された甲状腺刺激ホルモン（TSH）は、

（²　　　　　　　　） にある TSH 受容体に作用して

（³　　　　　　　　　　　　） の分泌を促進させ、全身の代謝を

（⁴　抑制・促進　）させる。

☐ 甲状腺刺激ホルモン（TSH）の分泌は、（⁵　　　　　　　　　　　　　）

により抑制される。

C 副腎皮質刺激ホルモン (ACTH)

□副腎皮質刺激ホルモン放出ホルモン (CRH) の刺激を受け、

(^{1}　　　　　　　　) から分泌された副腎皮質刺激ホルモン (ACTH) は、

(^{2}　　　　　　　　) にある ACTH 受容体に作用して

(^{3}　　　　　　　　)★ の分泌を促進させ、全身の代謝を促進させる。

D プロラクチン (PRL)

□プロラクチン分泌促進因子から刺激を受けて、(^{1}　　　　　　)★ から分泌されたプロラクチンは、(^{2}　　　　　) の発育を促進して、

(^{3}　　　　　)★★ の分泌を促進させる。

□プロラクチンの分泌は (^{4}　　　　　) により抑制される。

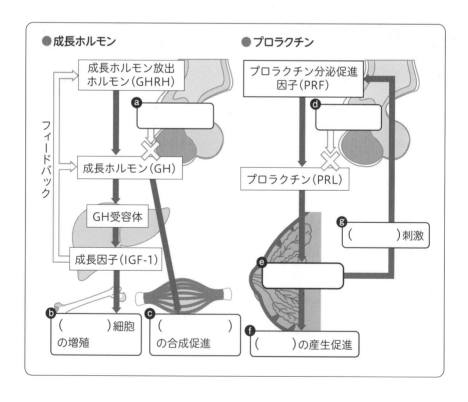

●成長ホルモン

成長ホルモン放出ホルモン(GHRH)

ⓐ

成長ホルモン(GH)

GH受容体

成長因子(IGF-1)

フィードバック

ⓑ (　　　　)細胞の増殖

ⓒ (　　　　　　)の合成促進

●プロラクチン

プロラクチン分泌促進因子(PRF)

ⓓ

プロラクチン(PRL)

ⓖ (　　　　)刺激

ⓔ

ⓕ (　　　　)の産生促進

E 黄体形成ホルモン (LH)・卵胞刺激ホルモン (FSH)

□ 性腺刺激ホルモン放出ホルモン (GnRH) から刺激を受けて、

(^{1})★ から、黄体形成ホルモン (LH) が分泌される。

□ 黄体形成ホルモン (LH) は、男性では (^{2}) にあるライディッヒ細胞に作用して (^{3}) の分泌を促進させ、全身の代謝を促進させる。女性では (^{4}) に作用して、

(^{5}) の分泌を促進する。また、黄体に作用して、

(^{6}) の分泌を促進する。

□ 卵胞刺激ホルモン (FSH) は、黄体形成ホルモン (LH) と同様に

(^{4})★ に作用して、(^{7})★★ の分泌を促進させる。

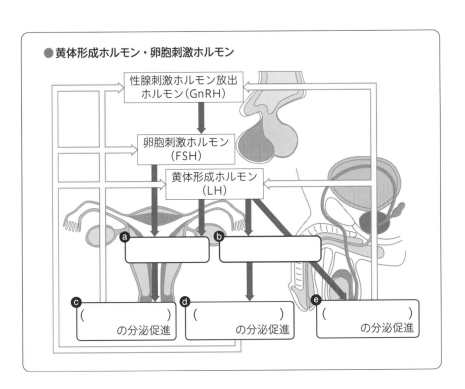

●黄体形成ホルモン・卵胞刺激ホルモン

性腺刺激ホルモン放出ホルモン(GnRH)

卵胞刺激ホルモン (FSH)

黄体形成ホルモン (LH)

ⓐ

ⓑ

ⓒ (   ) の分泌促進

ⓓ (   ) の分泌促進

ⓔ (   ) の分泌促進

2 下垂体後葉

A バソプレシン

☐ バソプレシンは、腎臓の集合管に作用し (^{1}　　　　　）★★★ の再吸収を促進して、(^{2}　　　　　　　　）を調節する抗利尿作用がある。

☐ バソプレシンは、血管を (^{3} 収縮・拡張 ）する作用もあるため、血圧を (^{4} 上昇・低下 ）させる。

☐ バソプレシンの分泌量は、血漿浸透圧の上昇により（^{5} 増加・減少 ）★★ する。

B オキシトシン

☐ オキシトシンは、(^{1}　　　　　　　）を収縮させ、分娩時の娩出を促進する。また、乳腺を刺激して乳汁の (^{2}　　　　　）★★★ を促進する。

3 甲状腺

A 甲状腺ホルモン (T₃・T₄)

☐ 甲状腺ホルモンは、甲状腺刺激ホルモン (TSH) の刺激を受けて、(^{1}　　　　　　　）★ から分泌され、全身の (^{2}　　　　）★ を促進させる。

☐ 甲状腺ホルモンは、(^{3}　　　　　）を材料として、ヨードが3個結合している (^{4}　　　　　　　　）と、4個結合している (^{5}　　　　　　　）の2種類がある。

☐ サイロキシン (T₄) は (^{6}　　　　）を貯蔵する形で存在し、生理活性の強い (^{7}　　　　）へ変換される。

☐ 甲状腺ホルモンは、心拍出量を増加させるため、熱産生が（^{8} 増加・減少 ）して発汗を（^{9} 促進・抑制 ）させる。

□甲状腺ホルモンは、脂質の代謝にかかわり、
(¹⁰　　　　　　　　　)★ を胆汁酸に変換する。

B カルシトニン

□カルシトニンは、(¹　　　　　　　)★ から分泌され、
(²　　　　　　　　　) に拮抗して、血中カルシウム濃度を
(³ 上昇・低下)★ させる。

C 副甲状腺ホルモン (PTH：パラトルモン)

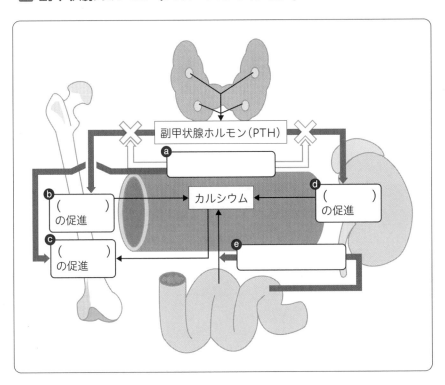

□副甲状腺ホルモンは、血清カルシウム濃度が低下した場合、腎臓に作
用して、(¹　　　　　　　)★★ の再吸収を促進する。また、骨の
(² 骨芽・破骨) 細胞を刺激して骨吸収を促進して、骨から血中へ
(³　　　　　　　　　)★★ を溶出させて血中濃度を上昇させる。

4 副腎皮質・副腎髄質

☐左右の腎臓の上部には (^{1}　　　　　　) が存在し、外側を

(^{2}　　　　　　　　　　)、内側を (^{3}　　　　　　　　) という。

☐副腎皮質ホルモンは、糖質コルチコイドである (^{4}　　　　　　　　)、

鉱質コルチコイドである (^{5}　　　　　　　　)★★、

男性ホルモンである (^{6}　　　　　　　)

をいい、(^{7}　　　　　　　　) を材料として合成される。

A コルチゾール

☐コルチゾールは、たんぱく質の異化による (^{1}　　　　　　　) を促進

し、インスリン (^{2} 感受性・抵抗性) を高めるため、血糖値を

(^{3} 上昇・低下) させる。また、血圧を (^{4} 上昇・低下)★ させる。

B アルドステロン

☐アルドステロンは、腎臓に作用し、(^{1}　　　　　　　)★★ の再吸

収や (^{2}　　　　　　　)★★ の排泄を促進する。そのため、

(^{3}　　　　　　) の再吸収も促進され循環血液量が (^{4} 増加・減少) し、

血圧を (^{5} 上昇・低下) させる。

C カテコールアミン

☐副腎髄質ではチロシンから (^{1}　　　　　　　) が合成され、

(^{2}　　　　　　　　) を経て、(^{3}　　　　　　　　) が合成される。

これらの3種類を合わせて (^{4}　　　　　　　) という。

☐カテコールアミンは、全身的に (^{5} 交感・副交感) 神経系の作用を

増強し、血圧を (^{6} 上昇・低下) させる。

☐アドレナリンは、脂肪細胞での脂肪分解を (^{7} 促進・抑制)★★ する。

🐾⑤ 性　腺

A テストステロン

□ テストステロンは、男性ホルモンであり、黄体形成ホルモン（LH）からの刺激により（¹　　　　）★★ において（²　　　　　　）から合成される。

□ テストステロンは、（³　　　　　　）や（⁴　　　　　）の増加、体毛の成長などの二次性徴を促進する。

B エストロゲン

□ エストロゲンは、女性ホルモンであり、黄体形成ホルモン（LH）からの刺激により（¹　　　　）において（²　　　　　　　）から合成される。

□ エストロゲンには、（³ 骨形成・骨吸収　）★★★ や
（⁴　　　　　　　　　）★ の増殖を促進する作用があり、性周期の
（⁵ 卵胞・黄体　）★★ 期に分泌が高まる。

C プロゲステロン

□ プロゲステロンは、卵胞から変化した（¹　　　　）★★ から分泌される。

□ プロゲステロンには、（²　　　　　　　）★★ を軟化させて着床しやすくする作用があり、性周期の（³ 卵胞・黄体　）期に分泌が高まる。

◯か✕か　正誤を考えよう！

- **Q1**：バソプレシンが分泌される部位は、下垂体前葉である★。
- **Q2**：血圧が低下すると、アドレナリンの分泌は抑制される★。
- **Q3**：オキシトシンは、乳汁の産生を促進する★★。

出題 GL 13　内分泌系 ── B　内分泌疾患の成因・病態・診断・治療の概要
── a　下垂体の疾患、b　甲状腺の疾患、c　上皮小体（副甲状腺）
の疾患、d　副腎の疾患

TOPICS

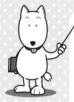

- 甲状腺機能亢進症では、抗 TSH 受容体抗体は陽性となり、甲状腺刺激ホルモン（TSH）受容体が自己抗体で刺激されるため、血中の甲状腺ホルモン値は上昇する。
- 甲状腺機能低下症では、甲状腺組織が自己抗体で攻撃され甲状腺機能が低下するため、血中の甲状腺ホルモン値は低下し、それを補うために TSH が高値となる。
- 原発性アルドステロン症による高血圧、クッシング症候群による中心性肥満も国試頻出。

🐾① 甲状腺機能亢進症・低下症

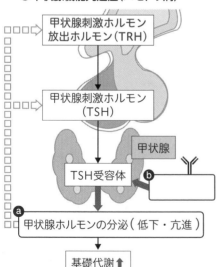

● 甲状腺機能亢進症（バセドウ病）

● 甲状腺機能低下症（原発性）

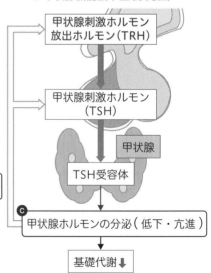

A 甲状腺機能亢進症

☐ 甲状腺機能亢進症とは、何らかの原因により甲状腺ホルモン（T_3、T_4）が過剰に産生される疾患であり、そのうち、何らかの原因で産生された TSH 受容体に対する（¹　　　　　　）が甲状腺を刺激することが原因で生じるものを（²　　　　　　）という。

☐ 甲状腺機能亢進症では、甲状腺ホルモン（T_3、T_4）の産生・分泌が亢進することで、基礎代謝は（³ 低下・亢進 ）★★ する。その結果、血清コレステロール値は（⁴ 低値・高値 ）★★、脈は（⁵ 徐脈・頻脈 ）★★ となり、不感蒸泄や発汗は（⁶ 減少・増加 ）★ し、腸管蠕動運動の亢進による下痢・頻回な便通などを認める。

☐ バセドウ病では甲状腺が（⁷ 腫脹・萎縮 ）するとともに、特徴的な症状として、（⁸　　　　　　）がみられる。

☐ 甲状腺機能亢進症では、産生・分泌が増加した甲状腺ホルモン（T_3、T_4）を抑制するため、血清甲状腺刺激ホルモン（TSH）値は（⁹ 低下・上昇 ）★★★ する。

B 甲状腺機能低下症

☐ 甲状腺機能低下症とは、何らかの原因により（¹　　　　　　　　　）★★ の産生が低下する疾患である。

☐ 甲状腺機能低下症には、先天的に甲状腺機能が低下している（²　　　　　　　　）や、慢性的に甲状腺の炎症を生じている（³　　　　　　　　）がある。

☐ 甲状腺機能低下症では、（¹　　　　　　　　　）の産生・分泌が低下することで、基礎代謝は（⁴ 低下・亢進 ）★★ する。その結果、血清コレステロール値は（⁵ 低値・高値 ）★★★、血清クレアチンキナーゼ（CK）値は（⁶ 低値・高値 ）、脈は（⁷ 徐脈・頻脈 ）★ となり、腸管蠕動運動の低下による便秘なども認める。

□甲状腺機能低下症での特徴的な症状として、
（⁸　　　　　）や（⁹　　　　　）がみられる。

□甲状腺機能低下症（橋本病）では、産生・分泌が低下した
（¹⁰　　　　　　　　　　　）の分泌を促進させるため、血清甲状腺刺
激ホルモン（TSH）値は（¹¹　低下・上昇　）★★★ する。

🐾② 原発性アルドステロン症

□原発性アルドステロン症とは、（¹　甲状腺・副腎皮質・副腎髄質　）
の細胞が腫瘍化することで、アルドステロンの分泌が
（²　低下・亢進　）する疾患である。

□原発性アルドステロン症では、アルドステロンが腎臓の
（³　近位・遠位　）尿細管に作用することで、（⁴　　　　　　　）★★★
の排泄を亢進し（⁵　　　　　　）★★ の再吸収を促進するため、
（⁶　低血圧・高血圧　）を生じる。また、（⁵　　　　　　）の再吸
収は重炭酸イオン（HCO_3^-）の吸収も促進するため、
代謝性（⁷　アシドーシス・アルカローシス　）★★ がみられる。

□アルドステロン分泌へのネガティブフィードバックにより、レニン分
泌が（⁸　低下・亢進　）★ する。

🐾③ 褐色細胞腫

□褐色細胞腫とは、主に（¹　甲状腺・副腎皮質・副腎髄質　）に生じる
腫瘍などを原因として、（²　　　　　　　　　　）★★ の分
泌が亢進する疾患である。そのため、（³　低血圧・高血圧　）★★ を生
じるとともに、肝臓での（⁴　　　　　　）や（⁵　　　　　　　）
の分解が促進され、血糖値が（⁶　低下・上昇　）★★ する。

🐾④ クッシング症候群

□ クッシング症候群とは、下垂体からの（¹　　　　　　　　　）
の過剰分泌や、副腎腺腫などを原因として、副腎皮質から
（²　　　　　　　　　　　）の分泌が過剰となる病態の総称である。
そのため、糖新生が（³ 抑制・促進 ）され、血糖値は
（⁴ 低下・上昇 ）★★★ する。

□ クッシング症候群での特徴的な肥満症状として（⁵　　　　　）★★
がみられ、身体症状として（⁶　　　　　）★ がみられる。

🐾⑤ アジソン病

□ アジソン病とは、自己免疫異常や感染などが原因として、下垂体から
（¹　　　　　　　　　　　）の分泌が（² 低下・亢進 ）する疾患で
ある。

□ アジソン病では、コルチゾールの（³ 欠乏・過剰 ）★★ により食欲の
（⁴ 低下・亢進 ）や（⁵ 低血糖・高血糖 ）がみられる。また、アル
ドステロンの（⁶ 欠乏・過剰 ）により（⁷ 低血圧・高血圧 ）などが
みられる。

◯か✕か 正誤を考えよう！

- **Q1**：バセドウ病では、血清甲状腺刺激ホルモン（TSH）値が上昇する★★★。
- **Q2**：褐色細胞腫では、代謝が亢進する。
- **Q3**：クッシング症候群では、低血糖がみられる★★。

19 神経系の構造と機能

出題GL 14　神経系 ── A　神経系の構造と機能 ── a　神経系の構造と機能、b　体性神経系の構造と機能、c　自律神経系の構造と機能

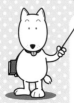

TOPICS

- 中枢神経系は脳と脊髄から構成され、神経伝達物質によって各神経に情報を送っている。
- 末梢神経系には脳神経と脊髄神経がある。
- 機能的分類において自律神経系である交感神経と副交感神経は、相互に反する作用があり、緊張が高い場合は交感神経が優位、緊張が低い場合は副交感神経が優位となる。

🐾 1 中枢神経系

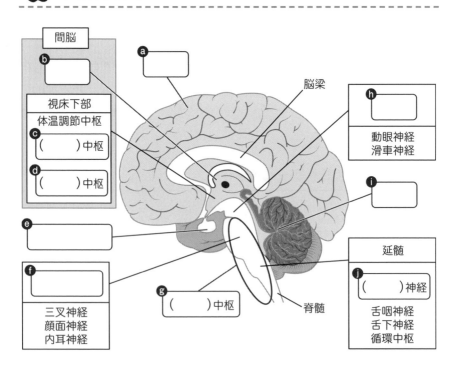

間脳

ⓑ

視床下部
体温調節中枢

ⓒ （　　　）中枢

ⓓ （　　　）中枢

ⓐ

脳梁

ⓗ

動眼神経
滑車神経

ⓘ

延髄

ⓙ （　　　）神経

舌咽神経
舌下神経
循環中枢

ⓔ

ⓕ

三叉神経
顔面神経
内耳神経

ⓖ （　　　）中枢

脊髄

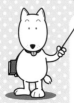

□中枢神経系を司る脳は、脳を保護している (¹)★ を通
過できる (²)★ を主なエネルギー源としている。

A 大　脳

□大脳は (¹)★ に覆われており、全身から情報を受信して、
(²) 野から運動の情報を送信する役割をもつ。また大脳には、
言語の理解を司る感覚性言語中枢の (³) 野や、
発語を司る運動性言語中枢の (⁴) 野が存在する。

B 間　脳

□間脳の視床下部には、(¹) 中枢★★★ や (²) 中枢、体
温調節中枢が存在する。

C 脳　幹

□中脳には、眼球や瞳孔などの目の運動を司る動眼神経があり、中脳の
黒質からは (¹) が産生される。

□橋には、咀嚼運動を支配する (²) 神経★★ の核が存在し、
その背には四肢の運動を調節する (³) がある。

□延髄には、嚥下運動と味覚 (舌の後ろの 1/3) を司る
(⁴) 神経★ や舌の運動を司る (⁵) 神経★ があるほか、
(⁶) 中枢★ の大部分、嘔吐中枢、循環中枢が存在する。

□延髄からは、脳と末梢器官との間の情報伝達を行う
(⁷) 神経★ が出ている。

🐾2 末梢神経系

□末梢神経とは、脳から伸びる (¹)★★ 対から成る脳神経と、脊髄
から伸びる 31 対から成る脊髄神経で構成され、中枢神経系と末梢器

官との間の情報伝達を行う。

□末梢神経は、働きにより体性神経系と生命の恒常性を維持する
（²　　　　　　　）系に大別される。

□体性神経系は、感覚器から中枢神経系に情報を伝える（³　　　　）神
経と中枢神経系から骨格筋に情報を伝える（⁴　　　）神経に大別さ
れる。

□自律神経系は、循環・消化・体温などを調整する（⁵　　　　）神経と
（⁶　　　　　　　）神経があり、両者は正反対に作用する。

		交感神経		副交感神経	
神経伝達物質	神経節前線維 →神経節後線維	（ⓐ	）		
	神経節後線維 →器官	（ⓑ （汗腺のみⓒ）	）	（ⓒ	）
循環器	心拍数・血圧	（ⓓ	）	（ⓔ	）★
消化器	小腸の蠕動運動	（ⓕ	）★★★	（ⓖ	）
	唾液・胃酸分泌	（ⓗ	）	（ⓘ	）★★
呼吸器	気管支	（ⓙ	）★	（ⓚ	）
感覚器	皮膚からの発汗	（ⓛ	）★	―	
	目の瞳孔	（ⓜ	）★	（ⓝ	）

● 末梢神経は <u>12</u> 月 <u>31</u> 日の大晦日　と覚えよう！
　<u>12</u> 対 <u>31</u> 対
　（脳神経）（脊髄神経）

〇か✕か 正誤を考えよう！

- **Q1**：摂食中枢は、中脳にある。
- **Q2**：迷走神経の興奮により、胃酸分泌が抑制される。
- **Q3**：休息時には、副交感神経が優位となる。

20

神経疾患

出題GL 14 神経系 —— B 神経疾患の成因・病態・診断・治療の概要
—— a 認知症、b パーキンソン病・症候群

TOPICS

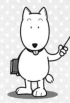

- 認知症は成因によって症状が異なり、アミロイドβたんぱくの沈着によるアルツハイマー型認知症では見当識障害や物盗られ妄想、レビー小体の蓄積によるレビー小体型認知症ではパーキンソン様症状、脳血管障害による脳血管性認知症ではまだら認知症や情動失禁が特徴的である。

1 認知症

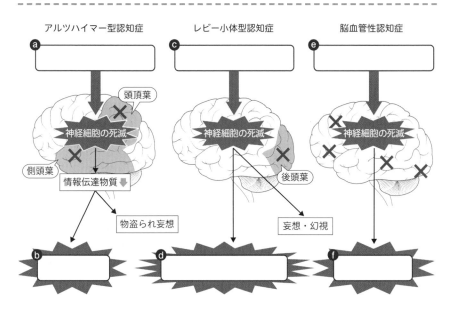

アルツハイマー型認知症　　レビー小体型認知症　　脳血管性認知症

a　c　e

頭頂葉

神経細胞の死滅　神経細胞の死滅　神経細胞の死滅

側頭葉　情報伝達物質▼　後頭葉

物盗られ妄想　妄想・幻視

b　d　f

□認知症とは、（¹　先天的・後天的　）に脳に器質的な病変を生じることで、認知機能や（²　　　　　）機能が低下する疾患である。

□認知症の症状には、認知機能の低下による（³　　　　　　）症状と、認知機能の低下による周辺環境の変化や身体の状況、介護者のかかわり方などで起こる（⁴　　　　　）症状（BPSD）がある。

□認知症では（⁵　　　　　　　）による肺炎を引き起こしやすい。

□認知症で最も多いのは
（⁶　アルツハイマー型・レビー小体型・脳血管性　）認知症である。

A アルツハイマー型認知症

□アルツハイマー型認知症とは、脳に老人斑とよばれる
（¹　　　　　　　　　　　　　　）の沈着や神経原線維変化により、脳の神経細胞が（²　急激・緩徐　）★に死滅して神経伝達物質が不足することで生じる認知症である。

□アルツハイマー型認知症では、画像診断で脳の（³　萎縮・肥大　）★がみられる。

□アルツハイマー型認知症の特徴的な症状として、時間・場所や人物がわからなくなる（⁴　　　　　　　　　　　）★や認知機能の障害による（⁵　　　　　　　　）が典型的である。

□アルツハイマー型認知症の治療では、神経伝達物質の分解を防ぐ
（⁶　　　　　　　　　）★阻害薬を用いる。

B レビー小体型認知症

□レビー小体型認知症とは、脳に（¹　　　　　　　　　）★★が沈着することで後頭葉を中心とした脳での血流が障害されて生じる認知症である。

□レビー小体型認知症の特徴的な症状として、（²　　　　　　　　　）や手足などの体の一部が震える（³　　　　　　　　　　　）がみられる。

C 脳血管性認知症

☐脳血管性認知症とは、脳出血や脳梗塞などの (¹　　　　　　　) 障害で生じる認知症である。

☐脳血管性認知症では、血管性障害の場所により認知症の症状が異なる (²　　　　　　　) を特徴とする。

☐脳血管性認知症の特徴的な中核症状として、運動・感覚障害のほか、(³　　　　　　　) ★★ を生じることが多い。

🐾 ② パーキンソン病

☐パーキンソン病とは、中脳の黒質で作られる (¹　　　　) ★★ が減少することで発生する神経疾患である。

☐パーキンソン病の特徴的な運動障害として、筋肉がこわばる (²　　　　　　) ★、動作が遅くなる "無動"、倒れやすくなる "姿勢反射障害"、手足が震える (³　　　　　　) などの (⁴　　　　　　) 症状 ★★ がみられる。そのほか、自律神経症状やうつ病、嗅覚障害などの非運動症状もある。

☐パーキンソン病では、運動障害や薬剤などの原因から食事において (⁵　　　　　　) ★ がみられる。

☐パーキンソン病の薬物療法として、(⁶　　　　) 補充を目的にL-ドーパが投与される。

〇か✕か 正誤を考えよう！

- **Q1**：アルツハイマー型認知症では、まだら認知症がみられる★。
- **Q2**：レビー小体型認知症は、ウイルス感染により起こる★。
- **Q3**：脳血管性認知症では、ラクナ梗塞がリスク要因となる。

21

呼吸器系の構造と機能

出題 GL 15 呼吸器系 —— A 呼吸器系の構造と機能 —— a 気道の構造と機能、b 肺の構造と機能、c 血液による酸素・二酸化炭素運搬の仕組み

TOPICS

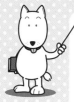

- 左肺は心臓が近くにあるため、右肺(3 葉)と比べて 2 葉と小さい。
- 吸気は、外肋間筋や横隔膜が収縮して胸郭部に陰圧が発生することで、空気が肺に入る。
- 呼吸によって酸素と二酸化炭素を交換するため、呼吸状態は動脈血の酸素分圧・二酸化炭素分圧で評価できる。

🐾1 呼吸器系の構造

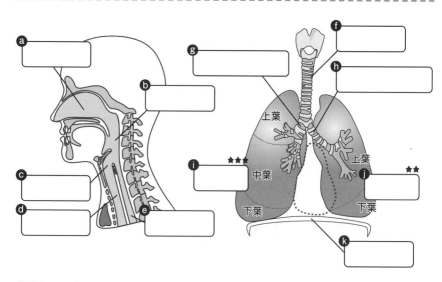

A 気　道

□呼吸器は、(^{1}　　　　)の通り道となる気道と肺から成る。

□下気道にあたる気管は、右主気管支と左主気管支の 2 つに分枝し、

左右の (² 　　　) につながる。

□右主気管支は左主気管支に比べて、(³ 太く・細く) て
(⁴ 長く・短く)、気管から分枝する角度が
(⁵ 小さい・大きい)★ 。

□気管に誤って侵入した食塊は、気管の分枝する角度が小さい
(⁶ 右肺・左肺) に落ち込んで、(⁷ 　　　　　) が起きやすい。

B 肺

□左肺が右肺に比べて (¹ 大きい・小さい) のは、心臓が身体の
(² 左側・右側) にあるためである。

□肺は多数の (³ 　　　　) で構成され、周りにある毛細血管と
(⁴ 　　　　　) を行う。

□肺の膨らみやすさの指標を肺の (⁵ 　　　　　　) といい、
小さいほど、肺は (⁶ 膨らみやすい・膨らみにくい)★★ 。

□肺が存在する胸腔と内臓が存在する腹腔の間は、(⁷ 　　　　) が境
となっている。

C 横隔膜

□横隔膜は (¹ 　　　　) 運動の中心的な役割を果たす骨格筋である。

□横隔膜が (² 収縮・弛緩) して胸腔が拡大すると陰圧により
(³ 呼気・吸気) が生じ、胸腔が (⁴ 収縮・弛緩)★★★ すると
陽圧により (⁵ 呼気・吸気) が生じることで呼吸が行われる。

□呼吸は横隔膜のほか、肋骨の間にある (⁶ 　　　　　) や、頸部や腹
部の筋肉によって行われる。

2 血液ガスの運搬

A 酸　素

□血液中の酸素の多くは (^{1}　　　　　　　　) に結合しており、酸素に結合している割合を (^{2}　　　　　　　　) という。

□酸素分圧とは、(^{3}　　　　　　) に含まれる酸素が占める圧をいい、動脈血における酸素分圧を示す値として (^{4}　　　　　　　) が利用される。

□酸素解離曲線とは、酸素分圧と (^{5}　　　　　　　　) の関係を示す。

□正常な動脈血酸素分圧 (PaO_2) は 96 mmHg で、酸素飽和度は (^{6}　　　　)★ %、正常な静脈血酸素分圧は 40 mmHg で酸素飽和度は (^{7}　　　)★ % である。

□血中酸素分圧の上昇は、ヘモグロビンの酸素結合能を (^{8}　向上・低下　) させる。

B 二酸化炭素

□血液中の二酸化炭素は、(^{1}　　　　　　　　　　) の形で存在する。

□二酸化炭素分圧とは、気体に含まれる (^{2}　　　　　　　　) が占める圧をいい、動脈血における二酸化炭素分圧を示す値として、(^{3}　　　　　　) が利用される。

□血中二酸化炭素分圧の上昇は、ヘモグロビンの酸素結合能を (^{4}　向上・低下　) させる★★★。

3 血液ガス交換

□呼吸とは、空気中の (^{1}　　　　) を取り込み、体内の (^{2}　　　　　) を排出するガス交換のことである。

●血液ガス交換

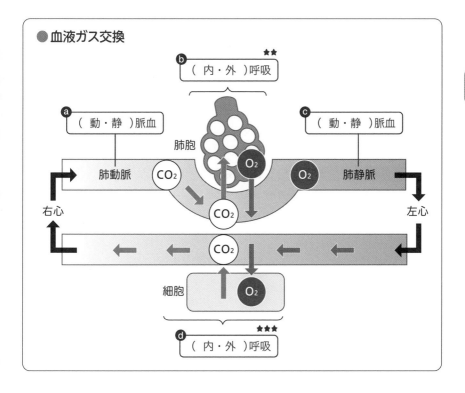

b （ 内・外 ）呼吸 ★★

a （ 動・静 ）脈血

肺胞

肺動脈　CO_2

右心

c （ 動・静 ）脈血

O_2　O_2　肺静脈

左心

CO_2

CO_2

細胞

O_2

d （ 内・外 ）呼吸 ★★★

🐾④ 呼吸状態の評価

A 肺気量

□肺の中の空気全体の量を (¹　　　　　) 量★ といい、肺の外に吐き出
　される (²　　　　) 量★ と肺に残る (³　　　　) 量★★ からなる。

□肺活量のうち、初めの1秒間に吐き出された量を (⁴　　　　) 量★、
　その肺活量に対する割合を (⁵　　　　　　) ★ といい、
　気道の (⁶　　　　　) などにより減少する。

□スパイロメトリーでは、測定器にホースで接続されたマウスピースを
　くわえて、一気に息を吐き出すことで、(⁷　　　　　) と%肺活量を
　測定できる。

□%肺活量とは、(^{8}　　　　　　　　　）肺活量に対するその測定者の肺活量をいい、肺の(^{9}　　　　　　　　　）が低下することで減少する。

□パルスオキシメータでは、経皮的に(^{10}　　　　　　　　　　）を測定できる。

B 換気状態の評価

□拘束性換気障害を生じる代表的な呼吸器疾患に(^{1}　　　　　　　　）があり、閉塞性換気障害を生じる代表的な呼吸器疾患に

（^{2}　　　　　　　　　）★★★ がある。

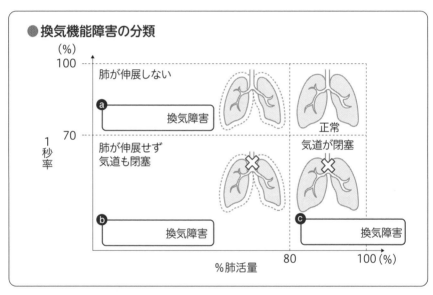

●換気機能障害の分類

＼、**○か✕か 正誤を考えよう！** ／

- **Q1**：左肺は、上葉・下葉の2葉からなる。
- **Q2**：末梢組織細胞が血液から酸素を受け取り、二酸化炭素を血液中に送り出す呼吸を外呼吸という。
- **Q3**：1秒率とは、1秒間に呼出する量の1回換気量に対する割合をいう。

22 COPD (慢性閉塞性肺疾患)

出題 GL 15 呼吸器系 ── B 呼吸器疾患の成因・病態・診断・治療の概要 ── a COPD

TOPICS

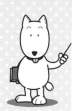

- COPD は気道の変形・狭窄と、肺胞の破壊が生じる疾患である。
- COPD はたばこが主な原因となり、呼吸困難によりエネルギー必要量が増大することでやせ・低栄養を生じる。
- 血液ガス交換が不十分となり、動脈血中の酸素分圧 (PaO₂) の低下と二酸化炭素分圧 (PaCO₂) の上昇がみられる。

🐾 COPD (慢性閉塞性肺疾患)

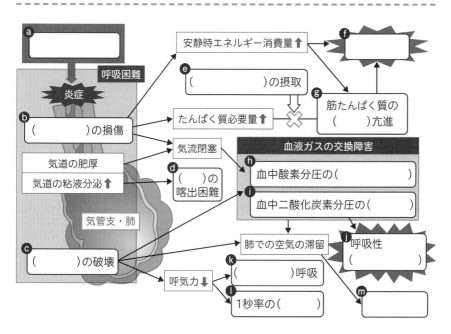

a [   ]

安静時エネルギー消費量↑ → **f** [   ]

呼吸困難

炎症

e (   ) の摂取

b (   ) の損傷

たんぱく質必要量↑

g 筋たんぱく質の (   ) 亢進

気道の肥厚
気道の粘液分泌↑

気流閉塞

d (   ) の喀出困難

血液ガスの交換障害

h 血中酸素分圧の (   )

i 血中二酸化炭素分圧の (   )

気管支・肺

c (   ) の破壊

肺での空気の滞留

j 呼吸性 (   )

呼気力↓

k (   ) 呼吸

l 1秒率の (   )

m [   ]

A 病 態

□ COPD とは、(¹   ) などで有害物質を長期的に吸い込んで曝露

することで生じる肺の炎症性疾患である。喫煙率が高い
（² 男性・女性 ）★ に多くみられる。

□COPD では、気道に炎症が生じることで、気道中に粘液が
（³ 増加・減少 ）するため、咳には痰を（⁴ 伴う・伴わない ）★。
また、炎症により気道壁が肥厚・狭窄することで気流が閉塞するため、
呼吸を（⁵ 吸う・吐く ）★★ 時に口をすぼめると呼吸が楽になる。

□COPD では、1 秒率は（⁶　　　　）％ 未満★★★ となるため、
（⁷　　　　　）換気障害★★ に分類される。

□COPD では、空気を吐き出せないため肺の中に空気が溜まることで、
胸部に（⁸　　　　　　　　）★★ がみられ、血中二酸化炭素分圧は
（⁹ 上昇・低下 ）★★ し、動脈血中の酸素分圧は
（¹⁰ 上昇・低下 ）★★★ するため、呼吸性（¹¹　　　　　　　）がみ
られる。

□COPD では、呼吸困難により（¹²　　　　）筋が損傷し、
（¹³　　　　　　　　）★ の利用が亢進するため、フィッシャー比が
（¹⁴ 上昇・低下 ）★★ する。

□COPD では、呼吸困難により食欲が（¹⁵ 亢進・低下 ）し、エネル
ギーとたんぱく質の摂取量が減少するため、（¹⁶　　　　　　　）型の
栄養障害が認められることがある。

B 治　療
□COPD では、（¹　　　　　　　　　）★ ワクチンの接種により、死亡
率が低下する。

○か✕か 正誤を考えよう！

- **Q1**：わが国では、COPD 患者は男性よりも女性の方が多い。
- **Q2**：COPD では、安静時エネルギー消費量が減少する。
- **Q3**：COPD では、血中酸素分圧の上昇がみられる。

23 骨・筋肉の構造と機能

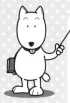

出題GL 16 運動器（筋・骨格）系 ── A 運動器系の構造と機能 ──
a 骨・軟骨・関節・靱帯の構造と機能、b 骨の成長、c 骨のリ
モデリング、d 骨格筋の構造と機能

TOPICS

- 骨はコラーゲンやリン酸カルシウムなどで構成され、エストロ
  ゲンや力学的負荷によって骨形成が促進される。
- 白筋は主に瞬発性の高い運動に用いられる速筋であり、赤筋は
  主に持続的な運動に用いられる遅筋である。
- 骨格筋の収縮は、筋小胞体からカルシウムイオン（Ca^{2+}）が放出
  されることがきっかけとなる。

🐾 1 骨

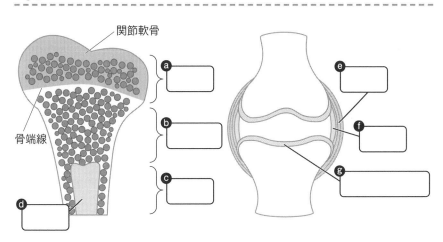

関節軟骨
骨端線

ⓐ ⓑ ⓒ ⓓ ⓔ ⓕ ⓖ

A 骨の成分

☐ 骨は、骨細胞成分と骨の細胞間質にあたる（¹　　　　　）で構成される。

☐ 骨細胞成分には、骨にかかる負荷を感知する（²　　　　　）、骨を形成
する（³　　　　　）と骨を吸収・破壊する（⁴　　　　　）がある。

□骨基質は、(^{5}　　　　　　　　) などの有機基質や、ハイドロキシアパ
タイトとして存在する (^{6}　　　　　　　　　　) などの無機基質から
構成される。

B 骨　量

□骨量とは、(^{1}　　　　　　) の量をいう。

□骨量は、力学的負荷を (^{2}　増加・減少　)★★ させることで増加する。

□閉経女性では、破骨細胞を抑制し骨芽細胞を促進する作用がある
(^{3}　　　　　　　　　)★★★ の分泌が低下するため、骨量が急激に
(^{4}　増加・減少　) する。

C 骨の構造

□四肢を構成している長管骨は、中央部にあたる (^{1}　　　　　)、先端部
にあたる (^{2}　　　　)、それらの間にある (^{3}　　　　　　) で構成され
ている。

□骨端の表面部は (^{4}　　　　　　)★ が覆っている。

□骨端と骨幹端の間にある (^{5}　　　　　　　　) は、(^{6}　　　　)★ が完了
することで消失し、骨幹と骨端が接続する。

2 関節・靭帯

□関節は、骨同士が固定されずにある程度自在に動かすことができる
(^{1}　　　　　) 関節と、骨同士が固定されて動かすことができない
(^{2}　　　　　) 関節の 2 つに分類される。

□可動関節は (^{3}　　　　　)★ で覆われている。

□靭帯は、向かい合う骨同士を結合する (^{4}　　　　　　　　　) を主と
した組織である。

🐾3 筋 肉

	骨格筋	心 筋	内臓筋
筋線維の種類	(ⓐ)	)★	(ⓑ)
神経支配	(ⓒ)神経	(ⓓ)神経	(ⓓ)神経
随意性（自分の意志で動かせる）の有無	(ⓔ)筋	(ⓕ)筋	(ⓕ)筋
収縮速度	(ⓖ)	(ⓗ)	(ⓘ)

A 骨格筋の構造

□骨格筋は多数の (¹　　　　　　) で構成され、その中に含まれる
（²　　　　　　　　） には収縮性たんぱく質である (³　　　　　　) や
（⁴　　　　　　　） が規則的に配置されているため、(⁵　　　　) 状に
見える。

□骨格筋には、短期間で収縮力・瞬発力を発揮する (⁶　　　　　　)★ 運
動に適している (⁷　　　　　　　) と、長時間で基本的な動作を行う
（⁸　　　　　　） 運動に適している (⁹　　　　　　　) がある。

□赤筋 / 遅筋が (¹⁰　　　　) 運動に適しているのは、
（¹¹　　　　　　　　） や (¹²　　　　　　　　　)★ が多く、
（¹³　　　　　　　　　　） によって ATP を供給しているためである。

B 筋収縮

□筋原線維には、細い線維となる (¹　　　　　　　　　　　) と太い
線維となる (²　　　　　　　　　　　) が交互に配置されている。

□骨格筋は、筋線維表面で発生した (³　　　　　　　) が細胞内に伝わる
と、筋小胞体から (⁴　　　　　　　　)★ が放出され、その刺激
によって (⁵　　　　　　　　) が
（⁶　　　　　　　　　　） に滑り込む形で収縮する。

□筋収縮では、(^{7}　　　　)★★ が分解された際に生じるエネルギーが用いられる。また、クレアチンリン酸が分解されることで(^{8}　　　　)が再合成される。

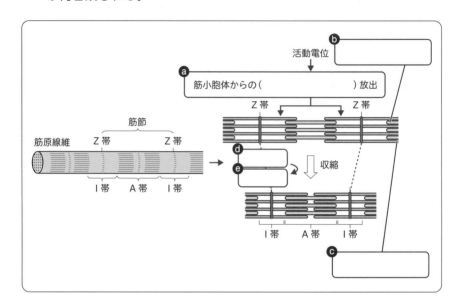

- 筋原線維は
  太い<u>ミ</u>（身）、細い<u>アシ</u>（脚）
  <u>ミオシン</u>　　<u>アクチン</u>　　と覚えよう！

24 運動器疾患

出題 GL 16　運動器（筋・骨格）系 ── B　運動器疾患の成因・病態・診断・治療の概要 ── a　骨粗鬆症、b　骨軟化症、くる病、c　変形性関節症、d　フレイル、e　サルコペニア、f　ロコモティブシンドローム

TOPICS

- 骨粗鬆症は、エストロゲン分泌低下による骨形成の低下により生じる。
- 骨軟化症・くる病は、骨基質の量自体は正常だが、石灰化されていない骨が多くなる。
- エネルギー・栄養不足で生じるフレイル・サルコペニアの病態は国試頻出。

🐾 1 骨粗鬆症

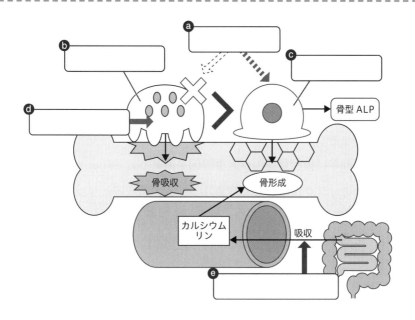

A 定義・病態・成因

□骨では、破骨細胞により古い骨基質が（¹　　　　　　）されるとともに、骨芽細胞により新しい骨基質が（²　　　　　　）され作り直される、骨の（³　　　　　　　　）が常に繰り返されている。

□骨粗鬆症とは、（⁴　骨形成・骨吸収　）が優位となり、骨の（⁵　　　　　　　　）★ が低下して、（⁶　　　　　　）しやすくなる疾患である。

□骨粗鬆症では、骨の石灰化機能が（⁷　低下している・正常な・亢進している　）★ ため、石灰化された骨基質と未熟で軟らかい類骨との割合は（⁸　不均衡・均衡　）状態だが、（⁹　　　　　　　　　　）★ が減少する。

□エストロゲンには、（¹⁰　骨形成・骨吸収　）を促進し、（¹¹　骨形成・骨吸収　）を抑制する作用があるため、（¹²　　　　　）★★★ により分泌量が減少した女性や（¹³　　　　　）★ では、骨粗鬆症が好発する。

□骨粗鬆症のリスク要因として、カルシウムや（¹⁴　　　　　　　）★★・（¹⁵　　　　　　　　）★★ などの栄養不足、（¹⁶　　　　　）や（¹⁷　　　　　）を含む食品の過剰摂取、（¹⁸　　　　　　　　）の過剰摂取などがある。

□コルチゾールは、（¹⁹　骨形成・骨吸収　）を促進し、（²⁰　骨形成・骨吸収　）を抑制する作用があるため、コルチゾールが過剰となる（²¹　　　　　　　　）や、（²²　　　　　　　　）★★★ の長期投与は骨粗鬆症のリスク要因を高める。

□その他のリスク疾患として、カルシウムの再吸収とリンの排泄が低下する（²³　　　　　　）★ や、骨吸収を促進して骨からカルシウムとリンを溶出させる（²⁴　　　　　　　　　　）★★★ などがある。

B 症状・診断・治療

□骨粗鬆症では自覚症状は少ないが、進行すると体動時の

(¹　　　　　　　　)や、(²　　　　　)★ 低下がみられる。

□骨粗鬆症は、血液検査において、血清カルシウム値や血清リン値が基準値範囲(³　内・外　)となることが多い。

□骨形成マーカーとして、骨芽細胞が亢進した際に濃度が高まる血清(⁴　　　　　　　　　　　　　　　)★ が利用される。

□骨吸収マーカーとして、破骨細胞が亢進した際に濃度が高まる尿中(⁵　　　　　　　　　　)★ が利用される。

□骨密度の測定には、(⁶　　　　　　　　　　　　　　　　)★ が用いられ、若年成人の平均値を示す(⁷　　　　　)★ が(⁸　　　)% 未満で、骨粗鬆症と診断される。

□薬物療法として、骨吸収を抑制する(⁹　　　　　　　　　)が投与される。

□生活習慣として、(¹⁰　　　　　　)の摂取を控え、ビタミン D の生成を促す(¹¹　　　　)が推奨される。

🐾② 骨軟化症・くる病

□骨軟化症・くる病は、骨の(¹　　　　)や骨折を生じる疾患である。

□骨軟化症は(²　　　　)が閉鎖した後の成人期に発症したもの、くる病は(²　　　　)★ が閉鎖する前の小児期に発症したものをいう。

□骨軟化症・くる病は、骨の石灰化機能が(³　低下している・正常な・亢進している　)ため、骨基質の全体量は(⁴　減少している・正常な・増加している　)ものの、石灰化された基質よりも未熟で軟らかい類骨の占める割合は(⁵　増加・減少　)する。

□骨軟化症・くる病のリスク要因として、(⁶　　　　　　)★★ や(⁷　　　　)の吸収・作用不足がある。

🐾3 変形性関節症

□変形性関節症とは、関節中の（¹　　　）★★★ がすり減って変形した
（²　　　）により刺激されることで、関節の痛みや運動障害などを
生じる疾患である。

□変形性関節症の主なリスク要因として（³　　　）があり、その他に
（⁴　　　）★★ や（⁵　　　）があげられる。

□変形性関節症は、中年以後の（⁶ 男性・女性 ）での発症頻度が高い。

🐾4 サルコペニア

□サルコペニアとは、全身の（¹　　　）★ が低下した状態である。

□サルコペニアでは、（²　　　）★★ の減少や（³　　　）★★★
が生じることで、（⁴　　　）★★ の低下や（⁵　　　）★★★ の低
下などの身体機能や（⁶　　　　　　）の低下がみられる。

□悪性腫瘍、関節リウマチなどでは、脂肪量は維持・増加する一方で除
脂肪体重は減少する（⁷　　　　　　）がみられる。

□サルコペニアの主なリスク要因として（⁸　　　）★★★ があり、
（⁹　　　）・（¹⁰　　　　　）★★ の摂取不足や
（¹¹　　　）★、その結果として生じる（¹²　　　）があげられる。

🐾5 フレイル

□フレイルとは、（¹　　　　）★★ の低下や（²　　　）の減少に
より、健康障害に対する脆弱性が増加した状態である。

128

□フレイルは、(^{3} 　　　　　　)・(^{4} 　　　　　　)・
(^{5} 　　　　　)・(^{6} 　　　　　　　)・(^{7} 　　　　　　　)の
5つを評価し、3つ以上該当する場合に診断される。

□フレイルのリスク要因として、身体機能の低下を招く(^{8} 　　　　)や
(^{9} 　　　　　　　　　)のほか、精神・心理的問題である
(^{10} 　　　　　)障害や(^{11} 　　　　　　)、社会的問題である独居
や経済的困窮があげられる。

🐾 ロコモティブシンドローム

□ロコモティブシンドロームとは、(^{1} 　　　　)により(^{2} 　　　　　)
の機能が低下している状態である。

□ロコモティブシンドロームでは、日常生活での(^{3} 　　　　　)が低下
した状態をいい、(^{4} 　　　　)★★★ となるリスクが高い。

〇か✕か 正誤を考えよう！

- **Q1**：骨粗鬆症では、低カルシウム血症となる★★ 。
- **Q2**：サルコペニアは、内臓脂肪量で評価する★★ 。
- **Q3**：フレイルの予防では、除脂肪体重を維持する★★ 。

25 生殖器系の構造と機能

出題 GL 17 生殖器系 —— A 生殖器系の構造と機能 —— a 男性生殖器の構造と機能、b 女性生殖器の構造と機能、c 性周期、排卵の機序

TOPICS

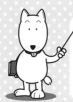

- 排卵前はエストロゲン分泌により卵子が成熟・排卵し、排卵後にはプロゲステロン分泌により妊娠しやすくなる。
- 国試では女性生殖器や性周期の方が圧倒的に出題頻度が高く、応用栄養学にも関連するため、優先的に学習する。

🐾1 男性生殖器の構造と機能

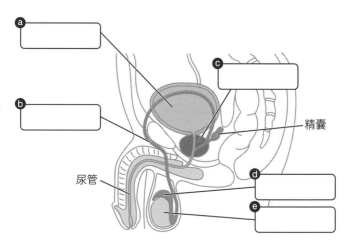

精囊

尿管

A 男性生殖器の機能

☐ 精子は (¹　　　　　　)★ で作られる。

☐ 前立腺は、(²　　　　　) の運動を促進する前立腺液を産生し、(³　　　　　)★ 時に外分泌している。

☐ 精巣内の精巣輸送管内にある (⁴　　　　　) 細胞★ は、卵胞刺激ホルモン (FSH) の刺激により、精子の元となる細胞に栄養を与える。

□精巣内の精巣輸送管同士の間にある (^{5}　　　　　　　) 細胞★ は、
(^{6}　　　　　　　　　)★★ を産生・分泌して男性生殖器の発達などを
促進している。

🐾② 女性生殖器の構造と機能

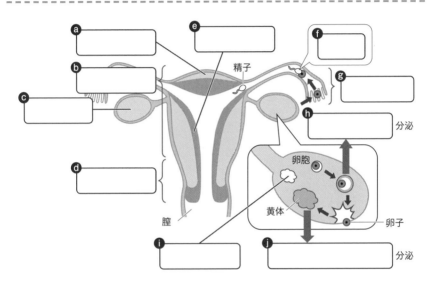

Ａ 女性生殖器の機能

□卵巣では、卵子の元となる (^{1}　　　　　) が顆粒球状の細胞に包まれ
(^{2}　　　　) となって卵子が育成・成熟・排卵されるとともに、女性
ホルモンとして (^{3}　　　　　　　) や (^{4}　　　　　　　) を分泌
する。

□卵管では、先端部の卵管采から (^{5}　　　) を取込み、
(^{6}　　　　　) で精子と合体して受精が行われる。

□子宮は、(^{7}　　　　　　) の刺激により内膜が増殖・肥厚し、
(^{8}　　　) を取り込んで着床して、(^{9}　　　) を育てる場所となる。

B 性周期・排卵

□卵巣・子宮が下垂体や卵巣からのホルモンに刺激を受けて変化し月経を生じる周期を（¹　　　　　）周期という。通常（²　　　　　）日前後の周期となっており、排卵前の（³　　　　　）期と排卵後の（⁴　　　　　）期に大別される。

□卵胞期では、原始卵胞が（⁵　　　　　　　　　　）から刺激を受けて成熟しはじめて（⁶　　　　　　　　　）を分泌するようになり、子宮内膜を増殖・肥厚させるとともに、分泌により下垂体前葉から（⁷　　　　　　　　　　　　）が一時的に多量に放出される（⁸　　　　　　　　）が発生し、成熟卵胞が排卵される。

□黄体期では、排卵後、成熟卵胞が（⁹　　　　　）に変化し、（¹⁰　　　　　　　　　　）を分泌して、子宮内膜からの分泌物を増加させる。

□妊娠が成立しなかった場合、（⁹　　　　　）は（¹¹　　　　　）に変化して、

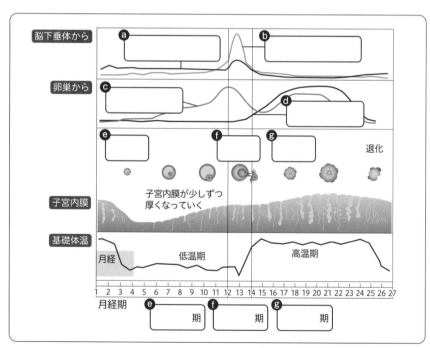

（¹⁰　　　　　　　　　）の分泌が消失するとともに、子宮内膜がはがれて体外へ排出される（¹²　　　　　）が起こる。

□黄体期では、基礎体温が（¹³　上昇・低下　）する。

C 妊　娠

□妊娠とは、妊娠の成立である（¹　　　　　　）から胎児の分娩までの期間をいう。

□着床日は正確に把握できないため、（²　　　　　　　）の初日を妊娠0週0日とする。

□着床後の子宮内膜は、受精卵の膜が変化した（³　　　　　）とともに（⁴　　　　　）を形成する。絨毛から分泌される（⁵　　　　　　　　　）の作用により、黄体は（⁶　　　　　）となり、多量の（⁷　　　　　　　）を分泌する。

□妊娠初期は妊娠（⁸　　）週まで、妊娠後期は妊娠（⁹　　）週以降をいい、その間の期間を妊娠中期という。分娩予定日は妊娠（¹⁰　）週とされ、正期産は妊娠（¹¹　）週から（¹²　）週6日までとされる。

> • <u>ライダー</u>、　　<u>テスト</u>を受ける。
> <u>ライ</u>ディッヒ細胞は　<u>テスト</u>ステロンを産生・分泌する
>
> • <u>S</u>サイズの　　<u>卵</u>は、　<u>プロ</u>の　　<u>応対</u>。
> <u>エス</u>トロゲンは　<u>卵</u>胞期、<u>プロ</u>ゲステロンは　<u>黄体期</u>に多く分泌される
> 　　　　　　　　　　　　　　　　　　　　　　　　と覚えよう！

○か✕か　正誤を考えよう！

• **Q1**：精子が、卵管膨大部で卵子と合体することを着床という。
• **Q2**：子宮内膜の増殖は、プロゲステロンによって促進される★★。
• **Q3**：受精した日を妊娠0週0日とする★。

26

女性生殖器疾患・妊娠合併症

TOPICS

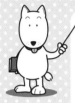

- エストロゲンの長期間にわたる曝露は、子宮筋腫・子宮がん・乳がんの原因となる。
- 国試において、子宮頸がんの原因としてのヒトパピローマウイルス感染は社会・環境と健康でも頻出である。
- 妊娠高血圧症候群では発育不全児、妊娠糖尿病では巨大児の出産リスクが高まる。

🐾 1 子宮頸がん・子宮体がん

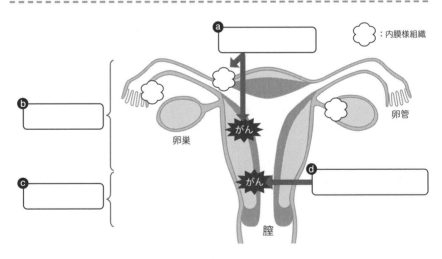

□子宮がんは、子宮に発生する（¹ 良性・悪性　）腫瘍であり、子宮頸がんの方が子宮体がんよりも好発年齢のピークが（² 早い・遅い　）。

□子宮頸がんの組織型として（³ 腺・扁平上皮　）★ がんが多いのは、その周辺に未分化な予備細胞が存在するためである。一方、子宮体が

んの組織型として（⁴　腺・扁平上皮　）★ がんが多い。

□子宮頸がんのリスク要因として、

（⁵　　　　　　　　　　　）★★★ 感染が知られる。一方、子宮

体がんのリスク要因として、（⁶　　　　　　　　）の関与が知られる。

□子宮がんの症状として、（⁷　　　　　　　　）がみられる。

🐾❷ 子宮内膜症

□子宮内膜症とは、（¹　　　　　　）に似た組織が、（²　　　　　　　　　）
の部位に発生し、炎症や癒着を生じる疾患である。

□子宮内膜症の発生・増大は、（³　　　　　　　　）★★ に依存する。

🐾❸ 子宮筋腫

□子宮筋腫とは、子宮筋層の平滑筋に発生する（¹　良性・悪性　）腫瘍
であり、その発生・増大は、（²　　　　　　　　）★★ に依存する。

□子宮筋腫により（³　　　　）が過多になることで出血量が増え、
（⁴　　　　　　　　）を生じる。

🐾❹ 乳がん

□乳がんは、主に（¹　　　　　）に発生する（²　良性・悪性　）腫瘍であ
り、女性での部位別がん罹患率で第（³　　　　）位となっている。

□乳がんの発生は、（⁴　　　　　　　　）★ に依存するため、その曝露
期間が長く出産経験の（⁵　ある・ない　）女性に好発する。この他に
（⁶　　　　　　　）摂取や閉経後の（⁷　　　　　　）★ はリスク要因となる。

□授乳は、乳がんの（⁸　予防・リスク要因　）となる。

🐾5 妊娠高血圧症候群

□妊娠高血圧症候群とは、(^{1}　　　　　）時に高血圧を発症したものをいう。

□妊娠高血圧症候群の主な症状として、母体側では高血圧により血管が損傷して（^{2}　　　　　　）★★や（^{3}　　　　　）がみられる。また、重篤な症状として（^{4}　　　　　）がある。一方、胎児側では（^{5}　　　　　）がみられる。

□妊娠高血圧症候群の重症度は、母体の（^{6}　　　　　　）や（^{7}　　　　　）機能不全などにより評価される。以前は（^{8}　　　　　）★★も評価項目だったが、現在は評価項目から除外されている。

□妊娠高血圧症候群の治療は、体重制限と（^{9}　　　　　）★★★制限が基本となり、降圧薬としては、（^{10}　　　　　　　）薬などが投与される。

🐾6 妊娠糖尿病

□妊娠糖尿病とは、妊娠中にはじめて軽度の（^{1}　　　　　　　）★が認められ、（^{2}　　　　　）に至っていないものをいう。一方、妊娠前から糖尿病が認められるものを（^{3}　　　　　　　　）という。

□妊娠糖尿病の重症な症状として、（^{4}　　　　　　　　）★がみられる。

□血糖（グルコース）は、胎盤を通過（^{5}　する・しない　）ため、胎児は（^{6}　高血糖・低血糖　）となり（^{7}　　　　　　　）の分泌が過剰となった結果、胎児が（^{8}　　　　　）★★になりやすい。

＼◯か✕か 正誤を考えよう！／

- **Q1**：子宮内膜症の炎症部位は、子宮内膜に限られる。
- **Q2**：予防としてヒトパピローマウイルス（HPV）ワクチンが有効ながんは、子宮体がんである。
- **Q3**：妊娠糖尿病は、妊娠前から糖尿病と診断されたものをいう。

27

血液・凝固系の構造と機能

TOPICS

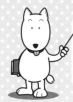

- 血球成分は、赤血球、白血球、血小板からなる。
- 赤血球はヘム＋グロビンで構成され、エリスロポエチンによっ
  て産生促進され、寿命は約120日である。

🐾1 血球

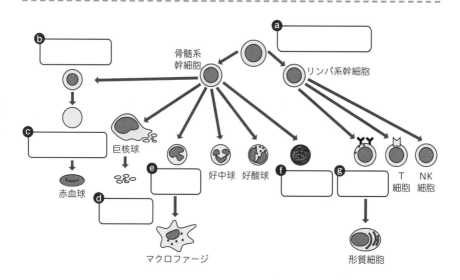

□血液は、細胞成分である（¹　　　　）と液体成分である（²　　　　）

で構成され、血管を通じて全身に栄養などを運搬するとともに、体内

に侵入する病原体や異物から身体を守り、身体のホメオスタシス（恒

常性）を保つ。

A 赤血球

□赤血球とは、中央が (^{1} 膨らんだ・くぼんだ)★ 円盤状の細胞であり、ヘモグロビンと結合させて (^{2}　　　) を運搬する。

□ヘモグロビンは、(^{3}　　　)★ が結合するヘムとグロビンからなる。

□赤血球は、(^{4}　　　)★★や (^{5}　　　　　　　　)★ をもたず、血液中の (^{6}　　　　　) をエネルギー源としている。

□赤血球は、腎臓から分泌される (^{7}　　　　　　　　　　)★ により産生が促進され、血液中で約 (^{8}　　　)★ 日の寿命を迎えた赤血球は (^{9}　　　　)★ などで破壊される。放出された (^{10}　　　) は、(^{11} 直接・間接) ビリルビンとなり、肝臓で (^{12} 直接・間接) ビリルビンとなる。その後、(^{13}　　　) とともに排泄される。

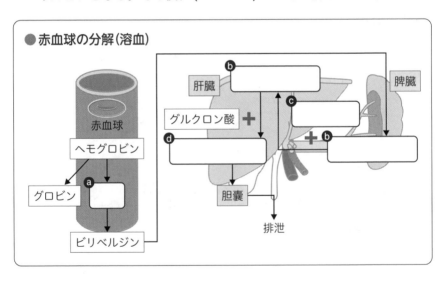

● 赤血球の分解（溶血）

肝臓　ⓑ
脾臓
グルクロン酸 ＋
赤血球
ヘモグロビン
ⓒ
ⓐ
グロビン
ⓓ　＋ ⓑ
胆嚢
ビリベルジン
排泄

B 白血球

□白血球は、細菌やウイルスなどの病原体や異物から身体を守る
　　(^{1}　　　) 機能をもち、異物を貪食 (取込んで消化) する
　　(^{2}　　　)、寄生虫を除去するとともにアレルギー反応に関わる
　　(^{3}　　　)★、IgE 受容体を介したアレルギー反応に関わる

（⁴　　　　　　　　）、マクロファージに分化する（⁵　　　　　　　）、B細胞やT細胞などに分化する（⁶　　　　　　）に分けられる。

⒞ 血小板

□血小板は、核を（¹　もつ・もたない　）★★ 細胞で、血管の損傷部位に粘着して血小板同士を凝集し、（²　　　　　　）を止める。

🐾 ② 凝固系・線溶系

□止血のために血液を固めて血栓を形成する一連を（¹　　　　　）系といい、固まった血液・血栓を溶かす一連を（²　　　　　）系という。

□凝固系では、血液中の凝固因子の作用により（³　　　　　　）★★ がトロンビンとなり、トロンビンの作用によってフィブリノーゲンが（⁴　　　　　　　）★ となって血栓を形成する。

□血液凝固因子のうち、第Ⅱ因子である（³　　　　　　　）、第Ⅶ因子、第Ⅸ因子、第Ⅹ因子は、肝臓で合成される際に（⁵　ビタミンD・ビタミンK・ビタミンA　）★ を必要とする。

□線溶系では、血栓を形成するフィブリンを（⁶　　　　　）が溶解し、フィブリン分解物（FDP）となる。

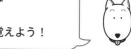

・ビタミンK依存の血液凝固因子は
「ニ　ク　・　ナッ　トウ」
第Ⅱ・Ⅸ・Ⅶ・Ⅹ因子　　で覚えよう！

⭕か❌か 正誤を考えよう！

- **Q1**：赤血球には、ミトコンドリアが存在する★ 。
- **Q2**：血小板は、病原体を貪食する。
- **Q3**：プロトロンビン時間とは、フィブリンが析出・形成されるまでの時間である。

28 血液疾患

出題GL　18　血液・凝固系 ── B　血液系疾患の成因・病態・診断・治療の概要 ── a　貧血、b　出血性疾患

TOPICS

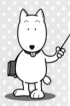

- 貧血は臨床栄養学や応用力試験でも問われる前提知識となる。鉄欠乏性貧血ではヘモグロビンだけでなくフェリチンも低下し、鉄を運ぶトランスフェリンは増加する。
- 出血性疾患では血液の凝固系と線溶系の機序を理解する。
- 播種性血管内凝固症候群（DIC）では、プロトロンビン時間は延長する。

🐾1 貧　血

A 鉄欠乏性貧血

☐鉄欠乏性貧血とは、血液中の鉄が不足して（¹　　　　　　　　）の合成が低下することで生じる貧血である。

☐鉄欠乏性貧血では、血清鉄が減少することで鉄を運搬する（²　　　　　　　　　　）が増加するため、総鉄結合能（TIBC）は（³　上昇・低下　）★★ し、不飽和鉄結合能（UIBC）は（⁴　上昇・低下　）★★ する。

☐鉄欠乏性貧血では、体内の貯蔵鉄を反映する血清（⁵　　　　　　　　）★★★ 値が低下するとともに、平均赤血球容積（MCV）が（⁶　増加・減少　）★ し、（⁷　　　　　　　　　）貧血を示す。また、特徴的な症状として、（⁸　　　　　　　　　）がみられる。

B 巨赤芽球性貧血

☐巨赤芽球性貧血とは、胃壁細胞から分泌される

（¹　　　　　　　　）★★ 欠乏による（²　　　　　　　　）★★ の吸収障害や（³　　　　　　　）★★ 欠乏によって、（⁴　　　　　　）★ のDNA 合成が障害された結果、未成熟で異常に巨大な赤芽球となることで生じる貧血である。したがって、平均赤血球容積（MCV）は基準値よりも（⁵ 増加・減少 ）★ する。

□巨赤芽球性貧血の典型的な症状として、（⁶　　　　　　　　　）がみられる。

□巨赤芽球性貧血のうち（⁷　　　　　　　）★★ の欠乏による貧血を悪性貧血といい、ビタミン B_{12} は体内での貯蔵量が 1 日必要量に対して（⁸ 多い・少ない ）ため、胃切除後（⁹ すぐに・数年で ）★★ 生じる。

C 溶血性貧血

□溶血性貧血とは、（¹　　　　　　　）の崩壊（溶血）が亢進することで生じる貧血である。

□溶血によりヘモグロビンが血液中に増加し、代謝を受けて毒性をもつ（²　　　　　　　）★★ が増加するため、（³　　　　　　）★ を生じる。

□溶血性貧血で、血清ハプトグロビン値が（⁴ 上昇・低下 ）★★ するのは、ハプトグロビンが（⁵　　　　　　　）と結合するためである。

D 再生不良性貧血

□再生不良性貧血とは、骨髄の（¹　　　　　　　）★ や（²　　　　　　）細胞数の減少により、（³　　　　　　）数が減少することで生じる貧血である。（⁴ 小球性・正球性・大球性 ）★★ 貧血を認めることが多い。

□再生不良性貧血では、血球系である（⁵ ※複数記入　　　　　　　　　）★ が減少するため、（⁶　　　　　　）や（⁷　　　　　　）が認められ、重症例では造血幹細胞移植の適応となる。

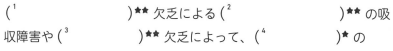

2

人体の構造と機能及び疾病の成り立ち（解剖生理学・臨床医学）

□再生不良性貧血の原因として、先天性以外に、自己免疫の異常や
（⁸　　　　　　）や（⁹　　　　　　）★★★ などが知られている。

E 腎性貧血

□腎性貧血とは、腎機能低下により（¹　　　　　　　　　　　）★★ が十分
に産生されず、赤血球が不足することで生じる貧血である。

□腎性貧血は、自覚症状が乏しく、（² 小球性・正球性・大球性　）貧
血を認めることが多い。

😺 2 出血性疾患

●特発性血小板減少性紫斑病（ITP）　●播種性血管内凝固症候群（DIC）

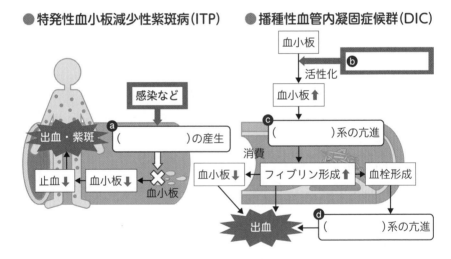

A 特発性血小板減少性紫斑病（ITP）

□特発性血小板減少性紫斑病（ITP）とは、何らかの原因により血小板
に対する（¹　　　　　　）ができ、血小板が破壊される疾患である。

□特発性血小板減少性紫斑病（ITP）では、血小板が破壊されることで
（²　　　　　　）が困難になり、皮下に点状出血や（³　　　　　　）★ な
どがみられる。

B 播種性血管内凝固症候群 (DIC)

□播種性血管内凝固症候群 (DIC) とは、重大な基礎疾患に合併して、全身で (^{1} 凝固系・線溶系　) が活性化し、(^{2}　　　　　　) を生じるとともに、この反応を抑えるために全身で (^{3} 凝固系・線溶系　)★ が亢進することでプロトロンビン時間 (PT) が (^{4} 短縮・延長　) し、(^{5}　　　　　　) 傾向を生じる疾患である。

□播種性血管内凝固症候群 (DIC) では、分解酵素である (^{6}　　　　　　　) が血液凝固因子であるフィブリンを分解するため、血液中で (^{7}　　　　　　)★★ の増加がみられる。また、血栓形成のためにその元となる (^{8}　　　　　　)★ が大量に消費されて減少する。

C 血友病

□血友病とは、血液凝固因子が不足することで (^{1}　　　　　　) の生成が抑制され、(^{2}　　　　　　) 傾向となる疾患である。

□血友病は、大半が先天性であり、(^{3} 男児・女児　) に多くみられる。

□血友病では、プロトロンビン時間 (PT) は (^{4} 延長する・正常である　)★ 。これは、血友病では第II因子である (^{5}　　　　　　) が不足しないためである。一方、第VIII因子や第IX因子の血液凝固因子は不足するため、活性化部分トロンボプラスチン時間 (APTT) は (^{6} 延長する・正常である　)。

○か✕か 正誤を考えよう！

- **Q1**：悪性貧血は、悪性腫瘍に合併する貧血である★ 。
- **Q2**：再生不良性貧血は、葉酸欠乏により起きる★★ 。
- **Q3**：特発性血小板減少性紫斑病 (ITP) は、出血傾向がみられる★★ 。

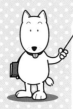

TOPICS

- 免疫は抗体が中心となる体液性免疫と、T細胞などが中心となる細胞性免疫がある。
- 免疫グロブリンは、Ⅰ型アレルギーに関与するIgE、胎盤を通過し血液中で最も多いIgG、母乳に含まれるIgAが国試頻出である。

1 免　疫

A 自然免疫（非特異的免疫）・獲得免疫（特異的免疫）

☐ 自然免疫とは、特定の抗原（有害な異物）に対する抗体を獲得する以前に備わっている免疫であり、異物全般に対して反応するため、感染（¹ 初期・後期 ）の防御反応として重要である。

☐ 自然免疫においては、免疫細胞として骨髄系幹細胞から生まれる（² ※複数記入　　　　　　　　　　　　　　　）★★ のほか、単球に由来して異物を貪食する（³ 　　　　　　　　）、単球に由来して抗原を提示する（⁴ 　　　　　　　　）、リンパ系幹細胞から生まれ、がん細胞やウイルス感染細胞などを見つけ次第攻撃する（⁵ 　　　　　　　　）がある。

☐ 獲得免疫とは、生体が感染などにより特定の（⁶ 　　　　　）（異物が固有にもつたんぱく質）を認識することで（⁷ 先天的・後天的 ）に獲得される免疫である。

B 体液性免疫・細胞性免疫

☐獲得免疫 (特異的免疫) には、体液中の抗体が中心となる

(^{1} 体液性・細胞性) 免疫と、抗体が関与せずヘルパー T 細胞が中心となる (^{2} 体液性・細胞性) 免疫に大別される。

☐体液性免疫では、異物である抗原と抗原提示細胞である

(^{3} ※複数記入　　　　　　　　　　　　　　　　)★ が結合すること

で抗原が認識され、抗原提示細胞から抗原提示された

(^{4}　　　　　　　　)★ がサイトカインを分泌することで、

(^{5}　　　　　　　　　　　) が活性化されて増殖・分化して形質細胞と

なり、(^{6}　　　　　　　　)★★ を産生する。

☐細胞性免疫では、抗原提示された (^{4}　　　　　　　　　)★ により

活性化された (^{7}　　　　　　　　)★ が感染した細胞を攻撃する。

☐体液性免疫の中心となる (^{8}　　　) 細胞は (^{9}　　　)★ で成熟し、細胞性免疫の中心となる (^{10}　　　) 細胞は (^{11}　　　　　)★★ で成熟する。

C 抗体 (免疫グロブリン)

☐抗体 (免疫グロブリン) は、(^{1}　　　　　) 細胞★★ から分泌され、異物である抗原の (^{2}　　　　　)★ に結合して攻撃する。

☐抗体は、(^{3}　　) 本の重鎖 (H 鎖) と (^{4}　　) 本の軽鎖 (L 鎖) から成る Y 字型のたんぱく質である。

種　類	構　造	血清中の割合	特　徴
(ⓐ　　　　)★★	Y-L鎖 〜H鎖 単量体	80%	●血液中に最も多く含まれている。 ●抗体のなかで唯一 （ⓑ　　　　　）★★ を通過できる。 ●感染(ⓒ　初期・後期　)に増加する。
IgA	(ⓓ　　　)量体★	13%	●呼吸器系や消化器系★ の粘膜に含まれ、 （ⓔ　　　　）★★ や腸液とともに分泌される。 ●（ⓕ　　　　）での主な免疫物質となる。
IgM	(ⓖ　　　)量体	6%	●感染(ⓗ　初期・後期　)に増加する。
(ⓘ　　　)★	Y 単量体	1%	●機能についてははっきり解明されていない。
(ⓙ　　　)★	Y 単量体	0.002%	●(ⓚ　　　　　　　)細胞★★★ や好塩基球の表面に結合する ●食べ物や花粉などによる （ⓛ　Ⅰ・Ⅱ・Ⅲ・Ⅳ　)型アレルギー★★ やアナフィラキシーに関与する。

🐾 2 アレルギー

□アレルギーとは、(¹　　　　　　)が過剰に起きる反応であり、
(²　　　　)つに大別される。

分類	免疫の種類	作用	主な疾患など
Ⅰ型	(**ⓐ**　　　)型	(**ⓑ** 体液性・細胞性)免疫	(**ⓒ**　　　)細胞（マスト細胞）や好塩基球の表面にある(**ⓓ**　　　)にアレルゲンが結合して(**ⓔ**　　　)などが放出され、炎症を引き起こす。	気管支喘息、食物アレルギー、(**ⓕ**　　　)★★、花粉症、アトピー性皮膚炎
Ⅱ型	(**ⓖ**　　　)型		(**ⓗ**　　　)や(**ⓘ**　　　)などが自己の細胞膜に結合して活性化した補体や貪食細胞により、細胞融解を引き起こす。	自己免疫性溶血性貧血(AIHA)★、血液型不適合輸血による溶血、バセドウ病*
Ⅲ型	(**ⓙ**　　　)型		抗原と抗体が結合した(**ⓙ**　　　)が補体を活性化し、組織障害を引き起こす。	(**ⓚ**　　　)、全身性エリテマトーデス
Ⅳ型	(**ⓛ**　　　)依存型	(**ⓜ** 体液性・細胞性)免疫	活性化した(**ⓛ**　　　)から分泌されるサイトカインにより炎症や組織障害を引き起こす。	移植免疫、接触性皮膚炎、(**ⓝ**　　　)反応★★

＊：厳密には細胞障害ではないため、Ⅴ型アレルギーに分類されることもある。

- B 細胞は Bone（骨髄）で成熟する
- <u>べちょべちょ</u> な <u>B</u>、 <u>体当たり</u> の <u>T</u> と覚えよう！
  　体液性免疫　　　　B細胞　細胞性免疫　T細胞

○か✕か 正誤を考えよう！

- **Q1**：ナチュラルキラー細胞は、抗原を特異的に認識して攻撃する。
- **Q2**：免疫グロブリンは、体液性免疫を担当する★★。
- **Q3**：アナフィラキシーショックは、IgG が関与する★★。

30 食物アレルギー・免疫疾患

出題GL 19　免疫、アレルギー —— B　免疫・アレルギー疾患の成因・病態・診断・治療の概要 —— a　食物アレルギー、b　膠原病、自己免疫疾患、c　免疫不全

TOPICS

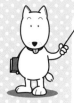

- 食物アレルギーは国試頻出であり、アレルゲンが IgE へ結合してヒスタミンが分泌されて生じる炎症である。
- 自己免疫疾患は、全身性と臓器性に分かれ、国試では疾患名と典型症状が問われる。
- 強皮症による皮膚の硬化、シェーグレン症候群によるドライアイ・ドライマウス、SLE による蝶形紅斑が国試頻出である。

🐾1 食物アレルギー

□食物アレルギーとは、食物に含まれる (^{1}　　　　　　) がアレルゲンとなり、そのアレルゲンに対する特異的な (^{2}　　　　　)★★★ 抗体が結合した (^{3}　　　　　)★ 細胞から (^{4}　　　　　)★ が放出されることで生じるアレルギー反応である。

□食物アレルギーは、(^{5}　　　　)★★ 型アレルギーに分類される。

□食物アレルギーを引き起こす食物として、特に (^{6}　　　　)・(^{7}　　　　)・(^{8}　　　　)・(^{9}　　　　)・(^{10}　　　　)・(^{11}　　　　)・(^{12}　　　　)・(^{13}　　　　) の 8 つは食品にアレルゲン表示が義務づけられている。

□食物アレルギーでは、発症時に (^{14}　　　　) がみられ、血圧が急激に (^{15}上昇・低下) するなど生命が危険な状況となる (^{16}　　　　　　　) を生じる場合があり、食後の運動で生じる (^{17}　　　　　　　)★★ がある。

□食物アレルギーの発症には (^{18}　　　　)★★★ が関わるため、検査や

診断には（¹⁸　　　　　）抗体の有無を用いる。診断は、食物経口負荷
試験が最も正確である。

□ ショック時には、（¹⁹　　　　　　　　　　　）★★★ を投与する。

□ 食物アレルギーの非特異的治療として、アレルゲンを含む食物を少量
から漸増させて摂取して慣れさせる（²⁰　　　　　　　）療法★ がある。

❷ 全身性エリテマトーデス (SLE)

□ 全身性エリテマトーデス (SLE) とは、さまざまな臓器に
（¹　　　　　　　　　　　）が沈着して炎症を引き起こす自己免疫疾患で
あり、患者数では圧倒的に（² 男性・女性　）★★ が多い。

□ 全身性エリテマトーデス (SLE) の症状として、糸球体腎炎である
（³　　　　　　　　）★ や顔面に紅斑がみられる（⁴　　　　　　　）★★、
手足のしびれや皮膚の色調変化がみられる（⁵　　　　　　　）がある。

□ 発症の誘因として（⁶　　　　　　　）★ が知られる。

❸ シェーグレン症候群

□ シェーグレン症候群とは、自己免疫が（¹　　　　　）や（²　　　　　）
を攻撃することで炎症を起こす自己免疫疾患である。

□ シェーグレン症候群では、炎症により涙や唾液の分泌量が
（³ 増加・減少　）★★★ するため、症状として（⁴　　　　　　）や
（⁵　　　　　　）がみられる。

❹ 強皮症

□ 強皮症は、免疫異常により皮膚や内臓が（¹　　　　　　）して硬化す
る自己免疫疾患である。

診断には（[18]　　　　　）抗体の有無を用いる。診断は、食物経口負荷
試験が最も正確である。

□ ショック時には、（[19]　　　　　　　　　　　）★★★ を投与する。

□ 食物アレルギーの非特異的治療として、アレルゲンを含む食物を少量
から漸増させて摂取して慣れさせる（[20]　　　　　　　）療法★ がある。

❷ 全身性エリテマトーデス (SLE)

□ 全身性エリテマトーデス (SLE) とは、さまざまな臓器に
（[1]　　　　　　　　　　　）が沈着して炎症を引き起こす自己免疫疾患で
あり、患者数では圧倒的に（[2] 男性・女性　）★★ が多い。

□ 全身性エリテマトーデス (SLE) の症状として、糸球体腎炎である
（[3]　　　　　　　　）★ や顔面に紅斑がみられる（[4]　　　　　　　）★★、
手足のしびれや皮膚の色調変化がみられる（[5]　　　　　　　）がある。

□ 発症の誘因として（[6]　　　　　　　）★ が知られる。

❸ シェーグレン症候群

□ シェーグレン症候群とは、自己免疫が（[1]　　　　　）や（[2]　　　　　）
を攻撃することで炎症を起こす自己免疫疾患である。

□ シェーグレン症候群では、炎症により涙や唾液の分泌量が
（[3] 増加・減少　）★★★ するため、症状として（[4]　　　　　　）や
（[5]　　　　　　）がみられる。

❹ 強皮症

□ 強皮症は、免疫異常により皮膚や内臓が（[1]　　　　　　）して硬化す
る自己免疫疾患である。

□強皮症では、(^{2} 　　　　　　　）の硬化により、食道の蠕動運動は

　（^{3} 亢進・低下 ）★★ する。また、食道の拡張・収縮能が

　（^{4} 亢進・低下 ）することで、（^{5} 　　　　　　　）や

　（^{6} 　　　　　　　　　）★★ がみられる。

□強皮症の典型的な症状として、寒冷刺激や精神的な緊張などを引き金
　に手指が蒼白となる（^{7} 　　　　　　　　）がみられる。

🐾 ⑤ 関節リウマチ

□関節リウマチは、免疫異常により関節の内側を覆う（^{1} 　　　　　）に
　炎症が生じることで、関節が破壊される自己免疫疾患である。

□関節リウマチは、全身の関節に症状がみられ、典型的な症状として、
　（^{2} 　　　　　　　）や（^{3} 　　　　　　　　）★★ があり、男女別の患者数
　では 30 ～ 50 歳代の（^{4} 男性・女性 ）に好発する。

🐾 ⑥ 後天性免疫不全症候群（AIDS）

□後天性免疫不全症候群（AIDS）とは、（^{1} 　　　　　　）・（^{2} 　　　　　　）・
　（^{3} 　　　　　　）により（^{4} 　　　　　　　　　　　）に
　感染した（^{5} 　　　　　　　　　　）★★ が、特異的に破壊されて
　引き起こされる免疫不全症である。

□後天性免疫不全症候群（AIDS）では、免疫不全により
　（^{6} 　　　　　　　）★ 感染が起こり、典型的な感染症として
　（^{7} 　　　　　　　　　　）やカポジ肉腫がみられる。

⭘か✖か 正誤を考えよう！

- **Q1**：食物アレルギーでは、血中の好中球数が増加する★。
- **Q2**：強皮症では、嚥下障害はみられない★。

31 病原体

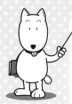

TOPICS

- ウイルスは核酸がたんぱくの殻で覆われている、細菌は核をもたない原核生物、真菌は核をもつ真核生物である。
- ウイルス増殖には細胞が必要だが、細菌増殖には細胞が不要。
- 細菌の分類にはグラム染色が用いられ、国試ではブドウ球菌がグラム染色陽性であることが頻出である。

🐾① 細 菌

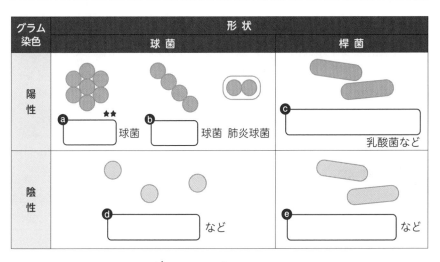

グラム染色	形 状		
	球 菌		桿 菌
陽性	ⓐ _____ 球菌 ★★	ⓑ _____ 球菌 肺炎球菌	ⓒ _____ 乳酸菌など
陰性	ⓓ _____ など		ⓔ _____ など

☐ 細菌とは、細胞中に (¹_____) をもたない微生物である。形状として、球状の (²_____) や、さお状の (³_____) がある。

☐ 細菌の形態的な特徴を判別する方法として、(⁴_____) 染色が用いられ、紫色に染まる菌を (⁵_____) 菌、赤色に染まる菌を (⁶_____) 菌と分類している。

🐾 2 真　菌

□真菌とは、(^{1}　　　　　　　　　　)の総称であり、細胞中に核やミトコンドリアを覆う膜を(^{2}　もち・もたず　)、菌糸の成長と分枝で発育する微生物である。

□代表的な真菌に、口腔・(^{3}　　　　　　)★・腟などに存在する(^{4}　　　　　　)菌や肺炎を引き起こす(^{5}　　　　　　　　　　)★★などがある。

🐾 3 ウイルス

□ウイルスとは、細胞膜をもたず(^{1}　　　　　　　　)に包まれた(^{2}　　　　　　　　)をもつ、生物と無生物の境界に分類される構造体である。

□代表的なウイルスに、インフルエンザウイルスやヘルペスウイルスのほか、(^{3}　　　　　　)★★★ の原因となるヒトパピローマウイルスや、(^{4}　DNA・RNA　)★ ウイルスである B 型肝炎ウイルス、(^{5}　DNA・RNA　)ウイルスである C 型肝炎ウイルスなどがある。

🐾 4 寄生虫

□寄生虫とは、寄生動物の総称で、サバなどの魚介類に多く寄生し食中毒を引き起こす(^{1}　　　　　　)や、赤痢を引き起こす(^{2}　　　　　　　　)などが代表的である。

32 感染症

出題GL 20 感染症 —— A 感染症の成因・病態・診断・治療の概要
—— a 病原微生物、b 性行為感染症、c 院内感染症、d 新興
感染症、再興感染症、e 抗菌薬・抗生物質

TOPICS

- 国試では再興感染症としての結核や、感染力の強い麻疹、胎児
  に影響を及ぼす風疹が頻出である。
- 垂直感染などの感染様式や、各感染症の原因病原体とその感染
  経路も国試頻出である。
- 抗菌薬の乱用が薬剤耐性菌を生じ、MRSA や VRSA が院内感染
  の原因となっている。

1 感染経路

☐感染経路には、同じ空間にいるだけで感染する (^{1}　　　　) 感染、
咳などを介する (^{2}　　　) 感染、病原体に触れた手で顔の粘膜に
触れることで感染する (^{3}　　　　) 感染、汚染された飲食物の摂取
による (^{4}　　　) 感染、性行為を介する (^{5}　　　　) 感染、
輸血を介する (^{6}　　　) 感染などがある。

☐代表的な空気感染に、国民病として知られた (^{7}　　　　)★★ や、流
産や早産の原因となる (^{8}　　　　)★★ などがある。

☐他人から他人へと感染する感染様式を (^{9}　　　) 感染といい、
親から子へ感染する感染様式を (^{10}　　　) 感染という。

2 新興感染症・再興感染症

☐最近新しく認知され、局地的あるいは国際的な公衆衛生上の問題とな
るものを (^{1}　　　) 感染症という。一方、すでに認知されているが

一時沈静化し再び猛威を振るうものを（²　　　　）感染症という。

□主な新興感染症には、ウイルス性のものには（³　　　　　　）★、
（⁴　　　　　　）、（⁵　　　　　　　　　　）や鳥インフルエンザなど
がある。一方、細菌性のものには（⁶　　　　　　　）★などがある。

□主な再興感染症には、（⁷　　　　　）★★★のほか、マラリア・コレラ・
ペストなどがあり、薬剤耐性が疾病再興の原因の一つとなっている。

🐾3 院内感染・市中感染

□病院などの医療機関内で生じる感染を（¹　　　　）感染といい、医療
機関外で生じる感染を（²　　　　）感染という。

□院内感染の原因に、抗菌薬が効かなくなる（³　　　　　　　）菌が
あり、（⁴　　　　　）★★や（⁵　　　　　　）が代表的である。

□免疫力の低下した患者では、（⁶　　　　　）感染がみられる。

🐾4 各感染症の特徴

□インフルエンザは、（¹　飛沫・経口　）感染する。

□マイコプラズマ肺炎は、（²　ウイルス・細菌　）★★感染症である。

□手足口病の病原体は、（³　　　　　　　　）★★である。

□麻疹は、空気感染（⁴　する・しない　）★★。

□風疹は、（⁵　　　　　）★感染する。

□梅毒の病原体は、（⁶　　　　　　　　　）★★である。

╲○か✕か 正誤を考えよう！╱

- **Q1**：麻疹の感染経路は、経口感染である★。
- **Q2**：再興感染症は、同一患者に繰り返し発症する感染症である★★。

3章

基礎栄養学

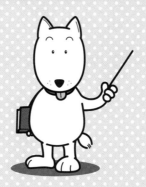

食べ物の消化過程

出題GL 3 栄養素の消化・吸収と体内動態 —— B 消化の過程 —— b 胃内消化、c 小腸内消化、d 膜消化

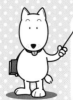

TOPICS

- 胃の主細胞からは、ペプシノーゲンが分泌される。
- ガストリンはペプシノーゲン分泌を促進し、セクレチンはガストリン分泌を抑制する。

🐾 消化器系の構造

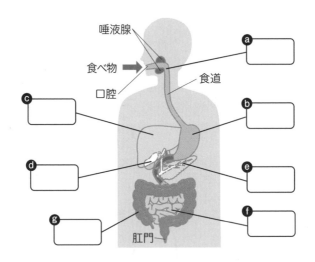

唾液腺

食べ物

口腔

食道

a

b

c

d

e

f

g

肛門

□ 口腔→食道→胃→小腸→大腸→肛門までの一本の管を、
（¹　　　　　）★ とよぶ。

□ 食道は、食物を（²　　　　　）によって（³　　　）へと運ぶ。

□ 胃の内容物は（⁴　　　　　）に送られ、胆汁や膵液の作用を受け、
やがて（⁵　　　　　）にて吸収される。

2 消化器系の機能

A 胃の働き

☐ 胃液は、胃の主細胞から分泌される (^{1}　　　　　　　　　)★★ と、

壁細胞から分泌される (^{2}　　　　　　　　　)★★★ からなる

(^{3} 酸・アルカリ)★ 性の液体である。

☐ ガストリンは胃酸の分泌を (^{4} 促進・抑制) し、セクレチンは胃酸

の分泌を (^{5} 促進・抑制) する。

☐ ペプシノーゲンは、胃酸の働きで (^{6}　　　　　)★★ という

(^{7} エキソ・エンド)★ 型のたんぱく質分解酵素になる。

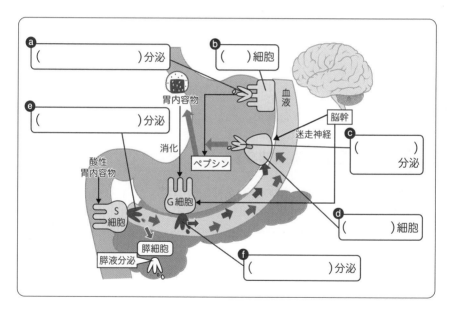

a　(　　　　　　　　)分泌

b　(　　)細胞

胃内容物

血液

消化

ペプシン

脳幹

迷走神経

c　(　　　　　　)分泌

e　(　　　　　　　　)分泌

酸性
胃内容物

S細胞

G細胞

d　(　　　　　)細胞

膵細胞

膵液分泌

f　(　　　　　　)分泌

● 胃の分泌細胞と分泌液は
「へ 　　　え、 　　主 　　　ページ 　　ふく 　むの？」
壁細胞 塩酸（胃酸） 主細胞 ペプシノーゲン 副細胞 ムチン
で覚えよう！

B 小腸の働き

☐ 小腸の内部は、栄養素の吸収に働く（¹　　　　　　）細胞で覆われ
ており、その微絨毛膜上で起こる終末消化を（²　　　　　　）という。

☐ セクレチンは、胃内容物の十二指腸への輸送を（³ 亢進・抑制 ）する。

☐ セクレチンは、（⁴　　　　　　）に作用して
（⁵　　　　　　　　　　　）★★ を多く含む膵液の分泌を促す。

C 大腸の働き

☐ 大腸では、（¹　　　）や（²　　　　　　）の吸収、（³　　　　　）の形成が
行われる。

☐ 不溶性食物繊維は、水溶性食物繊維に比べて便量を
（⁴ 増加・減少 ）させる。

☐ 糞便中には食物成分とは直接関係のない生体由来の成分（内因性成
分）が含まれるため、見かけの消化吸収率は、真の消化吸収率よりも
（⁵ 高い・低い ）値を示す。

◯か✕か 正誤を考えよう！

- **Q1**：ガストリンは、胃の運動を抑制する★★。
- **Q2**：セクレチンは、胃酸の分泌を抑制する。

栄養素別の消化・吸収

出題 GL 3 栄養素の消化・吸収と体内動態 —— E 栄養素等の吸収 ——
a 炭水化物、b 脂質、c たんぱく質、d ビタミン、e ミネラル

TOPICS

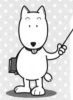

- 糖質は、α-アミラーゼなどの酵素により消化される。
- たんぱく質は、ペプシンなどの酵素により消化される。
- 脂質は、胆汁酸により消化されやすくなった後にリパーゼにより分解される。

🐾 糖質の消化・吸収

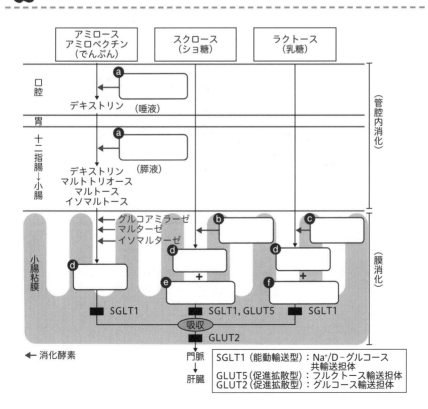

□でんぷんは、唾液および膵液中の消化酵素である
（¹　　　　　　　　　）★★★により少糖類へ分解され、小腸において
膜消化酵素により単糖類であるグルコースとなり吸収される。

□ショ糖（スクロース）は、膜消化酵素の（²　　　　　　　）★により
グルコースと（³　　　　　　　　）★★★に分解され吸収される。

□乳糖（ラクトース）は、膜消化酵素の（⁴　　　　　　　）によりグル
コースと（⁵　　　　　　　）に分解され吸収される。

□小腸の吸収上皮細胞への取り込みにナトリウムイオンが必要な単糖類
には、（⁶　　　　　　　）と（⁷　　　　　　　）がある。

🐾❷ たんぱく質の消化・吸収

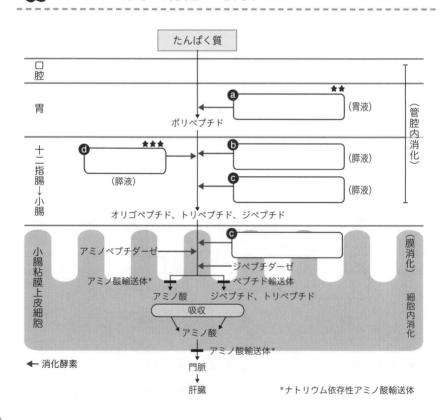

□たんぱく質の消化は、胃では消化酵素の (¹　　　　　　　)★★ により行

われ、十二指腸では膵液中の消化酵素である

(²　　　　　　　　)★★★ 、(³　　　　　　　　　　)、

(⁴　　　　　　　　　　　　) により行われる。

□たんぱく質の吸収において、アミノ酸とジペプチドの輸送体は、

(⁵ 異なる・同じである　)★ 。

🐾3 脂質の消化・吸収

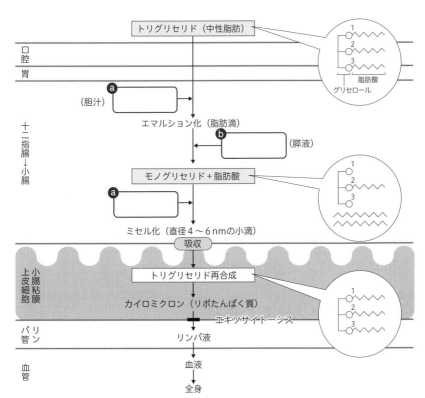

＊リン脂質とコレステロールも同様の経路で消化・吸収される。異なる点は以下のとおり。
リン脂質：小腸において、ホスホリパーゼ A₂ によりリゾレシチンと脂肪酸に分解される。
コレステロール：食品中のコレステロールエステルは、小腸において、コレステロールエステラーゼ
によりコレステロールと脂肪酸に分解される。

□胆汁は、(^{1} 　　　　　)★★ で産生され、脂質の消化酵素を
（^{2} 含む・含まない ）★ 。

□胆汁に含まれる胆汁酸は、脂質を（^{3} 　　　　　）させる。

□膵液中の消化酵素である（^{4} 　　　　　　　　）★★★ は、脂質を分解する。

□小腸で吸収されたトリグリセリドは、脂溶性のコレステロール、リン
脂質、脂溶性ビタミンとともにリポたんぱく質である
（^{5} 　　　　　　　　　　　）を合成し、（^{6} 　　　　　　　）中に放出され、
（^{7} 　　　　　　　　）から血液中に流入する。

□小腸で吸収された中鎖脂肪酸（MCT）は、（^{8} 　　　　　　　）経由で
（^{9} 　　　　）に運ばれる。

🐾4 ビタミンの消化・吸収

- -

□脂溶性ビタミンは、（^{1} 　　　　）とともに（^{2} 　　　　　　　　　）に取
り込まれて（^{3} 　　　　　　　）を経由して吸収される。

□脂溶性ビタミンは、体内に蓄積され（^{4} やすい・にくい ）ため、
（^{5} 過剰症・欠乏症 ）に注意が必要である。

□水溶性ビタミンは、（^{6} 　　　　　　　　　　）を経由して吸収される。

□水溶性ビタミンは、体内に蓄積され（^{7} やすい・にくい ）ため、
（^{8} 過剰症・欠乏症 ）に注意が必要である。

🐾5 ミネラルの消化・吸収

- -

□ミネラルは、（^{1} 門脈・リンパ管 ）を経由して吸収される。

＼○か✕か 正誤を考えよう！／

- **Q1**：膵液中のα-アミラーゼは、たんぱく質を消化する。
- **Q2**：トリプシンは、不活性型のトリプシノーゲンとして分泌される。

糖質の体内代謝

出題 GL 4　炭水化物の栄養 ── A　糖質の体内代謝 ── b　食後・食間期の糖質代謝

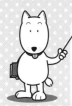

TOPICS

- 小腸で吸収されたグルコースは肝臓に運ばれエネルギー産生に利用され、余剰分はグリコーゲンとして貯蔵される。
- 食後は、細胞に血中のグルコースを取り込みエネルギー源とする。
- 空腹時は、糖新生でグルコースが合成され、血中に放出される。

🐾 食後・空腹時の糖質代謝

A 食　後

☐ 食後、糖質は（¹　　　　　）で単糖類にまで分解され、吸収された糖質は（²　　　　　）を経て（³　　　　　）へ運ばれる。

☐ 食後、肝門脈中のグルコース濃度は（⁴ 上昇・低下 ）する。

☐ 食後、グルコースは脂肪酸合成に（⁵ 使われる・使われない ）★★★。

☐ 食後、血中インスリン濃度は（⁶ 上昇・低下 ）する。

☐ 食後、（⁷　　　　　）や脂肪細胞へのグルコースの取り込みが（⁸　　　　　）★★ により促進される。

☐ 食後、筋肉ではグリコーゲン合成が（⁹ 促進・抑制 ）される。

B 空腹時

□空腹時、骨格筋へのグルコースの取り込みは（^{1} 促進・抑制 ）される。

□空腹時、副腎髄質ホルモンの分泌は、（^{2} 促進・抑制 ）される。副腎髄質ホルモンのアドレナリンは、（^{3}　　　　　　　　　）の分解を促して血糖値を上昇させる。

□空腹時、脂肪組織中のトリグリセリドは、グルコースに変換される（^{4}　　　　　　　　）★★★ と、グルコースに変換されない（^{5}　　　　　　　　）★★★ 3分子に分解される。

□空腹時、糖原性アミノ酸は（^{6}　　　　　）でグルコースに変換される。

□空腹時、筋肉ではたんぱく質の分解が（^{7} 促進・抑制 ）される。

□空腹時、肝臓内では糖新生が（^{8} 促進・抑制 ）される。糖新生の原料となるのは、（^{9}　　　　　　　　）★★★ ・（^{10}　　　　　　　　）・（^{11}　　　　　　　　　）★ などである。

糖新生に利用できる物質	糖新生に利用できない物質
• 糖原性アミノ酸	(ⓐ　　　　　　　　　　　　）
• 乳酸	(ⓑ　　　　　　　　　　　　）
• グリセロール	(ⓒ　　　　　　　　　　　　）
• ピルビン酸	(ⓓ　　　　　　　　　　　　）
• オキサロ酢酸	

○か✖か 正誤を考えよう！

- **Q1**：食後、肝臓ではグリコーゲンの合成が抑制される★★ 。
- **Q2**：空腹時、筋肉ではグルコースの取り込みが促進される★★★ 。

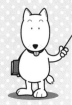

4 血糖とその調節

出題 GL　4　炭水化物の栄養 ── A　糖質の体内代謝 ── c　糖質代謝の臓器差と臓器間連携、B　血糖とその調節 ── b　血糖曲線、c　肝臓の役割、d　筋肉・脂肪組織の役割、e　コリ回路、グルコース・アラニン回路

TOPICS

- インスリンは、細胞でのグルコース取り込みや肝臓・筋肉でのグリコーゲン合成を促進することで、血糖値を低下させる。
- グルカゴンなどのインスリン拮抗ホルモンは、細胞でのグルコース取り込みを抑制し、肝臓などでグリコーゲン分解を促進して、血糖値を上昇させる。

糖質摂取後の血糖値調節

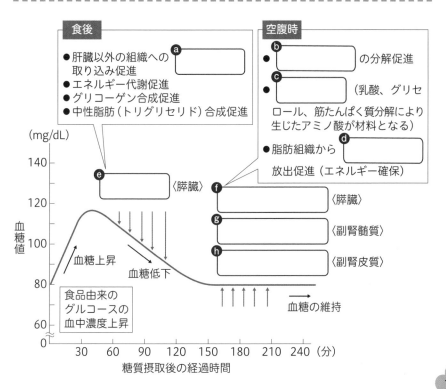

食後
- 肝臓以外の組織への取り込み促進　**a**
- エネルギー代謝促進
- グリコーゲン合成促進
- 中性脂肪（トリグリセリド）合成促進

空腹時
- **b**　　の分解促進
- **c**　　（乳酸、グリセロール、筋たんぱく質分解により生じたアミノ酸が材料となる）
- 脂肪組織から **d**　　放出促進（エネルギー確保）

e　　〈膵臓〉

f　　〈膵臓〉
g　　〈副腎髄質〉
h　　〈副腎皮質〉

（mg/dL）

血糖値

血糖上昇

血糖低下

食品由来のグルコースの血中濃度上昇

血糖の維持

140
120
100
80
60
0

30　60　90　120　150　180　210　240　（分）

糖質摂取後の経過時間

🐾2 臓器ごとの血糖調節

A 肝臓の役割

□血糖値が上昇すると、肝臓は、単糖の (^{1}) から多糖
の (^{2}) を合成する。

□血糖値が低下すると、肝臓は、グリコーゲンを分解して血液中に
(^{3}) を放出し、血糖値維持のために働く。

□肝臓は、絶食時や飢餓時には (^{4}) ★★★ を行い、血糖値維持
のためにグルコースを合成する。

□肝臓でのグルコースの取り込みには、インスリンを必要と
(^{5} する・しない)。

B 脳の役割

□脳の主要なエネルギー源は、(^{1}) である。

□脳は、エネルギー源として脂肪酸を利用 (^{2} する・しない)。

□脳は、絶食時や飢餓時には (^{3}) から供給されるケトン体をエ
ネルギー源として利用 (^{4} する・しない)★★★。

C 筋肉の役割

□血糖値が上昇すると、筋肉は、肝臓と同様に (^{1}) か
らグリコーゲンを合成する。

□空腹時、筋肉グリコーゲンは、グルコースとなって血中に放出
(^{2} される・されない)。

□筋肉には、(^{3}) が存在しないため、グ
リコーゲンをグルコースとして血中に放出できない。

□筋肉グリコーゲン量は、糖質の摂取量が多いと (^{4} 増加・減少) する。

□筋肉では、糖質を多く含む食事を摂取した後、

（⁵　　　　　　　）★★ によるグルコースの取り込みや体たんぱく質

の（⁶ 合成・分解 ）が促進される。

□筋肉では、激しい運動をするとグルコースから（⁷　　　　）が生成

される。生成された（⁷　　　　）はエネルギー源として利用するこ

とが（⁸ できる・できない ）。

D 脂肪組織の役割

□脂肪組織は、糖質を多く含む食事の摂取により余剰となったグルコース

から（¹　　　　）を合成し、（²　　　　　　　　）として貯蔵する。

□脂肪組織では（³　　　　　　　　　　）★★★ が活発に働いており、

この回路では脂肪酸合成に必要な（⁴　　　　　　　）や核酸合成に

必要な（⁵　　　　　　　　）を合成する。

E 赤血球の役割

□赤血球は、ミトコンドリアを（¹ もつ・もたない ）。

□赤血球は、グルコースをエネルギー源と（² する・しない ）★。

🐾3 コリ回路とグルコース・アラニン回路

□コリ回路とは、筋肉への（¹　　　　　　　）★★★ の蓄積を解消するた

めの筋肉 - 肝臓間の物質循環をいう。

□グルコース・アラニン回路では、筋肉で処理できない（²　　　　　）

とグルコースの解糖によって生じた（³　　　　　　）★★ により

（⁴　　　　　　　）★★ を合成し肝臓に運ぶ。

□肝臓に運ばれたアラニンのうち、アミノ基は (⁵   ) によって処理され、ピルビン酸は (⁶   )★★★ によりグルコースとなって筋肉に戻り、再び筋肉で利用される。

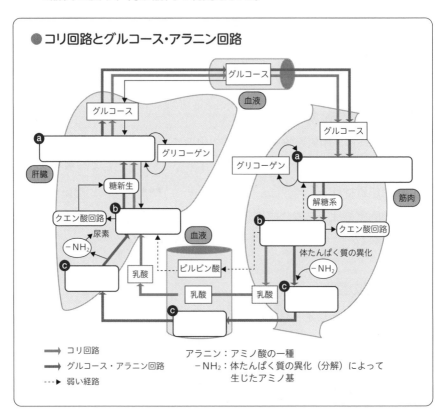

● コリ回路とグルコース・アラニン回路

グルコース
血液
グルコース
グルコース
グリコーゲン
a
a
グリコーゲン
肝臓
糖新生
解糖系
筋肉
クエン酸回路
b
b
クエン酸回路
尿素
体たんぱく質の異化
−NH₂
−NH₂
c
乳酸
血液
ピルビン酸
c
乳酸
乳酸
c

➡ コリ回路
➡ グルコース・アラニン回路
┄➤ 弱い経路

アラニン：アミノ酸の一種
−NH₂：体たんぱく質の異化（分解）によって生じたアミノ基

○か✕か 正誤を考えよう！

- **Q1**：血糖値が上昇すると、インスリンは血中グルコースの脂肪組織への取り込みを抑制する★★★。
- **Q2**：血糖値が低下すると、グルカゴン分泌が抑制される★★。

5 食物繊維・難消化性糖質

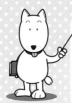

出題GL 4　炭水化物の栄養 —— D　難消化性炭水化物 —— a　不溶性食物繊維、水溶性食物繊維、b　難消化性糖質、c　腸内細菌叢と短鎖脂肪酸

TOPICS

- 食物繊維や難消化性糖質は、消化されずに腸内細菌により分解される。
- 不溶性食物繊維には排便促進効果、水溶性食物繊維には糖質・コレステロール吸収抑制効果がある。

❶ 腸内細菌による食物の発酵の流れ

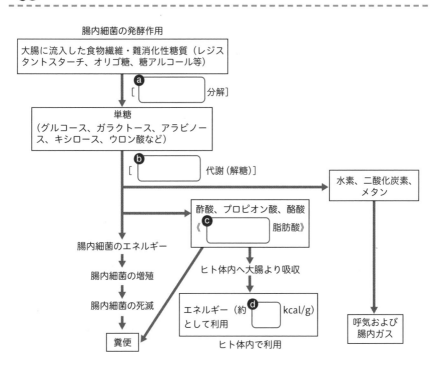

2 食物繊維

- □食物繊維は、水に溶ける (^{1}) ★★ と、水に溶けない (^{2}) ★★ に大別される。
- □大腸で腸内細菌により分解される食物繊維のエネルギー量は、食物繊維 1 g 当たり約 (^{3}) kcal とされている。
- □食物繊維は、消化酵素により消化 (^{4} される・されない)。

3 難消化性糖質

- □難消化性糖質には、フラクトオリゴ糖やラクツロースなどの (^{1})、ソルビトールやキシリトールなどの (^{2}) がある。
- □難消化性糖質は、大量に摂取すると (^{3}) が誘発される。
- □難消化性糖質は、腸内細菌により (^{4} 短鎖・中鎖・長鎖) 脂肪酸 ★★ やさまざまなガスに分解・発酵される。
- □乳酸菌やビフィズス菌等の生菌のことを (^{5}) バイオティクス ★ といい、これらの菌を増殖させる効果がある難消化性食品成分のことを (^{6}) バイオティクス ★ という。

- プロバイオティクスは
「プロバイオティクスは、乳酸菌やビフィズス菌等の生菌」
ロという文字が菌に含まれている　　　　　　菌 で覚えよう！

○か✕か　正誤を考えよう！

- Q1：不溶性食物繊維には、便量を増加させる作用がある。
- Q2：有用菌の増殖を促進する難消化性糖質を、プロバイオティクスという。

脂質の体内代謝

TOPICS

- 食後は、リポたんぱく質リパーゼが活性化されトリグリセリドが細胞に取り込まれる。
- 空腹時は、ホルモン感受性リパーゼが活性化され細胞内のトリグリセリドが分解されグリセロールと脂肪酸となる。

🐾 ① 食後・空腹期の脂質代謝

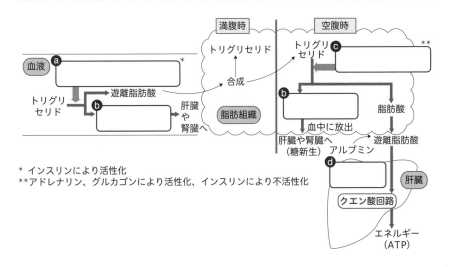

* インスリンにより活性化
** アドレナリン、グルカゴンにより活性化、インスリンにより不活性化

☐ 空腹時、脂肪組織では、トリグリセリドの分解が（¹ 促進・抑制 ）される。

☐ 空腹時、肝臓では、脂肪酸の合成が（² 促進・抑制 ）される。

☐ 空腹時、血中の遊離脂肪酸濃度は（³ 上昇・低下 ）する。

② 脂質の分解に関わる酵素

□ リポたんぱく質リパーゼ（LPL）は、（¹　　　　　）や心臓、
（²　　　　　　　　）などの毛細血管壁に存在する。

□ リポたんぱく質リパーゼ活性が上昇するのは
（³ 空腹時・食後 ）★★★ である。

□ リポたんぱく質リパーゼ（LPL）は、カイロミクロンや VLDL の
（⁴　　　　　　　　）★★ を脂肪酸と（⁵　　　　　　　　）に分解する。

□ ホルモン感受性リパーゼ活性が上昇するのは
（⁶ 空腹時・食後 ）★★★ である。

□ ホルモン感受性リパーゼ（HSL）は、（⁷　　　　　　）に貯蔵されたト
リグリセリドを脂肪酸と（⁸　　　　　　）に分解する。

□ グリセロールは、（⁹　　　　　　　　）として利用される。

□ ホルモン感受性リパーゼ（HSL）は、糖尿病、糖質制限食の摂取など
糖利用低下時に活性が（¹⁰ 促進・抑制 ）★★ される。

□ ホルモン感受性リパーゼ（HSL）は、
（¹¹ インスリン・グルカゴン ）★★ によって活性が抑制される。

🐾3 脂肪酸から生成されるエイコサノイド

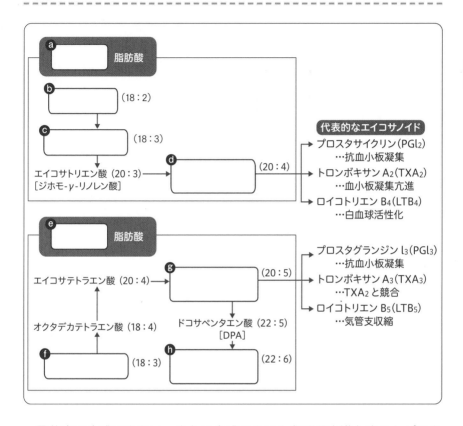

☐ 体内で合成できない、または合成できても必要量を満たすことができない脂肪酸を（¹　　　　）脂肪酸といい、n-3 系脂肪酸の（²　　　　　　　　）★★★ や n-6 系脂肪酸の（³　　　　　　）★★★ がある。

☐ α-リノレン酸からは、（⁴　　　　　　　　　　　　）★★★ と（⁵　　　　　　　　　　　）★★★ が生成される。

☐ リノール酸からは、γ-リノレン酸を経て（⁶　　　　　　　）★★★ が生成される。

☐ アラキドン酸やエイコサペンタエン酸（EPA）は、生理活性物質である（⁷　　　　　　　　）★★★ の前駆体である。

🐾 脂肪酸の分解

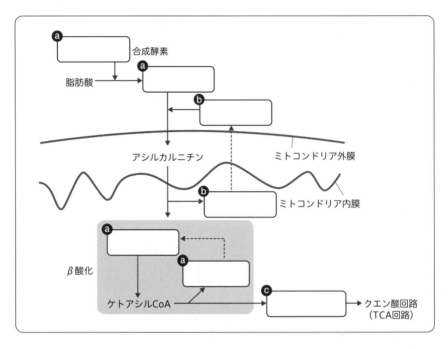

□ 細胞に取り込まれた脂肪酸は、(^{1}) となり、ミトコンドリア (^{2} 内・外) 膜を通過する。

□ 通過後、(^{3}) と結合して (^{4}) となってミトコンドリア (^{5} 内・外) 膜を通過し、再び (^{6}) となる。

□ アシル CoA は、(^{7}) を受けて (^{8}) へと分解される。

□ 脂肪酸の β 酸化は、空腹時や飢餓時、糖尿病、糖質制限食の摂取などで (^{9} 亢進・抑制) する。

□ アセチル CoA は、(^{10})★★★ に入ってその後電子伝達系で ATP 合成に利用される。

🐾 ⑤ 脂肪酸の合成

□脂肪酸の合成は、(^{1} 細胞質・ミトコンドリア ）内で行われる。

□脂肪酸の合成は、アセチル CoA が（^{2}　　　　　　）になる反応から

　はじまり、これが反応全体の律速段階となる。

╲╲ ⭕か❌か **正誤を考えよう！** ╱

- **Q1**：オレイン酸は、必須脂肪酸である。
- **Q2**：リノール酸は、体内で合成される。
- **Q3**：食後、血中の遊離脂肪酸濃度は低下する。
- **Q4**：食後、肝臓では脂肪酸合成が抑制する。
- **Q5**：食後、脂肪組織でホルモン感受性リパーゼ活性は低下する。

7 脂質の臓器間輸送

出題 GL 5 脂質の栄養 ── B 脂質の臓器間輸送 ── a リポたんぱく質、
b 遊離脂肪酸、c ケトン体

TOPICS

- 食事中のトリグリセリドはリポたんぱく質であるカイロミクロンを形成し、各組織に分配される。
- 遊離脂肪酸やケトン体は、空腹時に増加する。

🐾① リポたんぱく質の種類

a	b
リン脂質6％　たんぱく質2％ コレステロール7％ TG 85％	リン脂質18％　たんぱく質8％ コレステロール19％ TG 55％
食事由来のTGを全身へ輸送する。 合成場所：小腸の上皮細胞	肝臓で合成されたTGを全身へ輸送する。 合成場所：肝臓
c	d
たんぱく質21％　TG 10％ リン脂質22％ コレステロール47％	TG 5％　コレステロール24％ たんぱく質42％　リン脂質29％
コレステロールを全身へ輸送する。 合成場所：血液中	過剰なコレステロールを全身から回収し肝臓に戻す。 合成場所：肝臓

TG：トリグリセリド

🐾2 リポたんぱく質の特徴

□食事由来のトリグリセリドは、(^{1}　　　　　　　) 細胞内で
　(^{2}　　　　　　　)★★★ を形成し、リンパ系から
　(^{3}　　　　　　　　) を通って全身に運ばれる。

□遊離脂肪酸以外の脂質は、(^{4}　　　　　　　)★ と結合し
　(^{5}　　　　　　　　) という複合体を形成して血液中に存在する。

□アポたんぱく質は、リポたんぱく質の(^{6}　　　　　　　)★ を形成
　するたんぱく質である。

□リポたんぱく質は、粒子の(^{7} 外・内)★ 側に疎水性成分が存在する。

□リポたんぱく質は、大きさ、密度、組成などによって
　(^{8}　　　　　)・(^{9}　　　　　)・(^{10}　　　　)・(^{11}　　　　)
　などに大別される。

□1番大きいリポたんぱく質は(^{12}　　　　　　　)★★★ であり、
　1番比重が重いリポたんぱく質は(^{13}　　　　　　)★★★ である。

□食後は、血液中のカイロミクロンと VLDL が(^{14} 増加・減少) する。

□HDL は、レシチンコレステロールアシルトランスフェラーゼ (LCAT) の
　作用により(^{15}　　　　　　　) を取り込む。

🐾3 遊離脂肪酸とケトン体

Ⓐ 遊離脂肪酸

□飢餓時・空腹時は、血中の遊離脂肪酸が(^{1} 増加・減少)★★ する。

□血中の遊離脂肪酸は、(^{2}　　　　) に取り込まれて β 酸化を受け
　(^{3}　　　　　　　) となる。

□遊離脂肪酸は、(^{4}　　　　　　) と結合して、血液中で運搬される。

□リン脂質は、(^{5}　　　　　　　) によって分解される。

□空腹時は、脂肪組織におけるトリグリセリドの分解が
（⁶ 促進・抑制　）★★ される。

□遊離脂肪酸は、エネルギー源として利用（⁷ できる・できない　）。

□遊離脂肪酸は、脳と赤血球でエネルギー源として利用
（⁸ できる・できない　）。

B ケトン体

□ケトン体は、（¹　　　　　　）・（²　　　　　　　　　　）・
（³　　　　　　）の総称である。

□ケトン体は、飢餓時に脳や筋肉のエネルギー源として利用
（⁴ できる・できない　）★★ 。

□ケトン体は、肝臓と赤血球のエネルギー源として利用
（⁵ できる・できない　）★★ 。

□空腹時は、ケトン体の産生が（⁶ 促進・抑制　）★ される。

○か✕か 正誤を考えよう！

- **Q1**：食後、血中のカイロミクロン濃度は上昇する。
- **Q2**：リポたんぱく質は、粒子の外側に疎水成分をもつ。
- **Q3**：食後、肝臓でケトン体の産生は亢進する。
- **Q4**：空腹時、血中の VLDL 濃度は上昇する。
- **Q5**：空腹時、脳はケトン体をエネルギー源として利用できる。

8 コレステロール代謝の調節

出題 GL 5 脂質の栄養 ── C コレステロール代謝の調節 ── a コレステロールの合成・輸送・蓄積、b フィードバック調節、c コレステロール由来の体成分、d 胆汁酸の腸肝循環

TOPICS

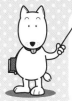

- コレステロールの合成過程の律速酵素は、HMG-CoA 還元酵素である。
- 末梢組織のコレステロールは、HDL によって回収される。
- コレステロールは、胆汁酸やステロイドホルモンの材料となる。

🐾 ① コレステロールの合成

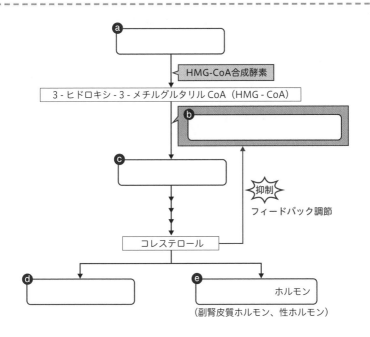

ⓐ

HMG-CoA合成酵素

3 - ヒドロキシ - 3 - メチルグルタリル CoA（HMG - CoA）

ⓑ

ⓒ

抑制
フィードバック調節

コレステロール

ⓓ

ⓔ ホルモン
（副腎皮質ホルモン、性ホルモン）

☐コレステロールは、体内で合成（¹ できる・できない　）。

☐コレステロールは、肝臓や小腸、皮膚などで（²　　　　　　　）を原料に生合成される。

☐コレステロールは、細胞膜の構成成分と（³ なる・ならない　）★。

☐コレステロールの合成量は、律速酵素の（⁴　　　　　　　　　）によって調節されている。

☐コレステロールの合成量は、食事からの摂取量が増加すると（⁵ 増加・減少　）★し、食事からの摂取量が減少すると（⁶ 増加・減少　）する。

☐コレステロールは、エネルギー源として利用（⁷ できる・できない　）★。

🐾2 コレステロール由来の体成分

☐コレステロールは、（¹　　　　　　　　）ホルモンの原料となる。

☐ステロイドホルモンとは、（²　　　　　　　　　　）を基本構造とするホルモンの総称であり、（³　　　　　　　）ホルモンや（⁴　　　　　　　）ホルモンがある。

☐副腎皮質ホルモンには、糖新生を促進する（⁵　　　　　　　　　　　　　　　）や、ナトリウムを体内に保持し血圧を保つ（⁶　　　　　　　　　　　　　）がある。

☐性ホルモンには、子宮内膜の増殖に働く（⁷　　　　　　　　　）や、子宮内膜の安定に関わる（⁸　　　　　　　　　）、精子形成を促進する（⁹　　　　　　　　）がある。

3 胆汁酸の腸肝循環

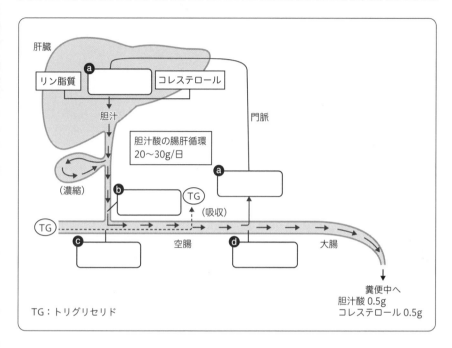

□肝臓では、コレステロールから (^{1}　　　　　)★★★ が生成される。

□消化管に分泌された胆汁酸の多くは、(^{2}　空腸・回腸　)★★ から再吸
収されて肝臓に戻り再利用される。このことを胆汁酸の
　　(^{3}　　　　　　　)という。

□コレステロールは、尿中に排泄(^{4}　される・されない　)。

◯か✕か 正誤を考えよう！

- **Q1**：コレステロールの合成は、食事性コレステロールの影響を受ける。
- **Q2**：コレステロールは、エネルギー源として利用される。

9 たんぱく質・アミノ酸の体内代謝

出題 GL 6 たんぱく質の栄養 —— A たんぱく質・アミノ酸の体内代謝 —— b 食後・食間期のたんぱく質・アミノ酸代謝、c たんぱく質・アミノ酸代謝の臓器差、e アルブミン、RTP (rapid turnover protein)

TOPICS

- アミノ酸は、小腸で吸収された後に肝臓へ運ばれ全身に送られる。
- 食後、アミノ酸は体たんぱく質の合成に利用される。
- 空腹時、体たんぱく質は分解され一部のアミノ酸は糖新生の材料となる。

🐾① たんぱく質・アミノ酸の体内代謝

□アミノ酸プールとは、体内の（¹　　　　　　　）★ の総量をいう。

□アミノ酸プールのアミノ酸を増やす要因としては、（²　　　　　　　）のアミノ酸と（³　　　　　　　）の分解によるアミノ酸がある。

□アミノ酸プールのアミノ酸は、体たんぱく質の合成に利用（⁴ される・されない ）。

□アミノ酸の代謝では、ビタミン（⁵ B₁・B₂・B₆・B₁₂ ）★★ を必要とする。

□空腹時、肝臓では筋肉から放出された（⁶　　　　　）★★ によりグルコースが生成される。

□肝臓と筋肉の間で行われるアラニンとグルコースの相互転換経路を（⁷　　　　　　　　　）★★ という。

□分枝アミノ酸の（⁸　　　　　）★★★ ・（⁹　　　　　　　）★★★ ・（¹⁰　　　　　　　）★ は、（¹¹　　　　　）に効率よく取り込まれて代謝される。

□インスリンは、筋肉へのアミノ酸の取り込みを（^{12} 促進・抑制 ）★★させ、体たんぱく質の合成を（^{13} 促進・抑制 ）させる。

❷ 食後・空腹時のたんぱく質代謝

A 食 後

□食後、たんぱく質は（^{1}　　　　）として吸収され、（^{2}　　　）経由で肝臓に取り込まれた後、全身の循環血に放出される。それにより、血中アミノ酸濃度は（^{3} 上昇・低下 ）する。

B 空腹時

□空腹時、血糖値の低下に伴い（^{1}　　　　）が促進され、体たんぱく質の（^{2} 合成・分解 ）が促進される。生じたアミノ酸のアミノ基部分は、解糖系で生じた（^{3}　　　　）に受け渡され（^{4}　　　　）となり、血中に放出される。一方、アミノ酸の炭素骨格部分は（^{5}　　　　　　）として利用される。

❸ 糖原性アミノ酸とケト原性アミノ酸

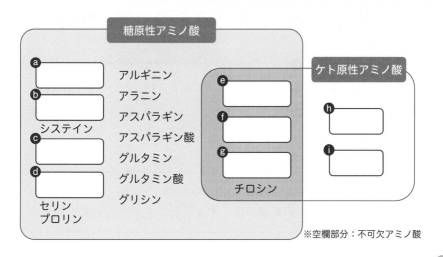

糖原性アミノ酸

ケト原性アミノ酸

アルギニン
アラニン
アスパラギン
アスパラギン酸
グルタミン
グルタミン酸
グリシン

システイン

セリン
プロリン

チロシン

※空欄部分：不可欠アミノ酸

□糖新生に利用できるアミノ酸を (^{1}　　　　　　　　　) ★ といい、
代謝により (^{2}　　　　　　　) ★★ を生じる。

□糖新生に利用できないアミノ酸を (^{3}　　　　　　　　　) ★ といい、
代謝により (^{4}　　　　　　) ★★ を生じる。

🐾④ たんぱく質の半減期

□肝臓におけるたんぱく質の半減期は約 (^{1}　　) 日と短く、一方、骨
格筋では約 (^{2}　　) 日、骨では約 (^{3}　　) 日である。体全体におけ
るたんぱく質の半減期は、平均で約 (^{4}　　) 日とされている。

□たんぱく質の代謝回転速度は、消化管よりも骨格筋のほうが
(^{5}　速い・遅い　)。

□半減期が短いたんぱく質のことを
(^{6}　　　　　　　　　　　　　) といい、
(^{7}　　　　　　　　)、(^{8}　　　　　　　　　　)、
(^{9}　　　　　　　　　) がある。

□これらは半減期が短いことから、(^{10}　　　　　　　　　　　) の評
価に適している。

たんぱく質		半減期
(ⓐ　　　　　　　　　　) ★★★		約14〜23日
急速代謝回転たんぱく質(RTP)	(ⓑ　　　　　　　) ★★★	約7〜10日
	(ⓒ　　　　　　) ★★	約2〜4日
	(ⓓ　　　　　　) ★	約12〜16時間

〇か✕か　正誤を考えよう！

- **Q1**：食後、血中アミノ酸濃度が低下する★。
- **Q2**：たんぱく質の過剰摂取は、アミノ酸の異化を亢進する★★。

10 摂取するたんぱく質の量と質の評価

出題GL 6 たんぱく質の栄養 —— B 摂取するたんぱく質の量と質の評価
—— a 不可欠アミノ酸、b アミノ酸価、c たんぱく質効率、
d 窒素出納、生物価、e アミノ酸の補足効果

TOPICS

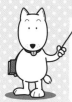

- たんぱく質は、摂取量に対する体重増加や排泄量から評価する生物学的評価法と、摂取するアミノ酸の組成から評価する化学的評価法がある。
- 不可欠アミノ酸の不足分は、アミノ酸評点パターンで評価する。

🐾 1 生物学的評価法

A 窒素出納

□窒素出納とは、(^{1}) として入ってくる窒素と
(^{2}) されて出て行く窒素の両者間の関係を示す。

□糖質等からのエネルギー摂取量が十分であれば、体たんぱく質は
(^{3}) ため、成人での窒素出納は(^{4} 正・平衡・負) となる。

□窒素出納は、正常な妊婦や成長期では(^{5} 正・負)、飢餓やストレス状態
では(^{6} 正・負)★、エネルギー不足の状態では(^{7} 正・負)★★ となる。

B 生物価と正味たんぱく質利用率

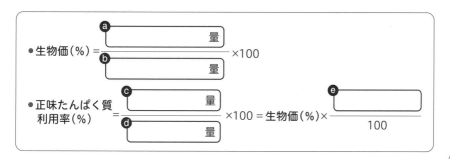

- 生物価(%) = $\dfrac{\text{ⓐ　　　　　量}}{\text{ⓑ　　　　　量}} \times 100$

- 正味たんぱく質利用率(%) = $\dfrac{\text{ⓒ　　　　　量}}{\text{ⓓ　　　　　量}} \times 100 = 生物価(\%) \times \dfrac{\text{ⓔ　　　　　}}{100}$

□たんぱく質の生物価は、(^{1}　　　　　　　）★ に対する
　　（^{2}　　　　　　　　　　　）★ の比率により求められる。

□正味たんぱく質利用率（NPU）は、（^{3}　　　　　）された窒素のうち体内
　で保留されるものの割合を示す。

□生物価は高いが、正味たんぱく質利用率が低い場合には、そのたんぱ
　く質の消化吸収率が（^{4}　高い・低い　）ことになる。

C たんぱく質効率

□たんぱく質効率（PER）は、動物に一定期間たんぱく質を与え、
　　（^{1}　　　　　　　　　　）に対する（^{2}　　　　　　　　　）から算出する。

🐾 2 化学的評価法

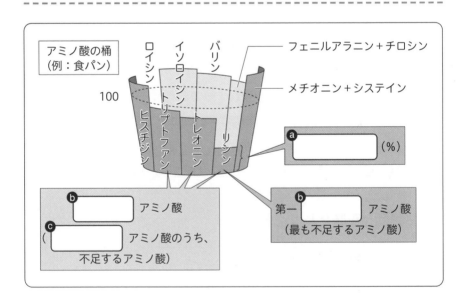

□アミノ酸評点パターン（基準アミノ酸パターン）とは、ヒトの成長や
　体を維持するために理想的な（^{1}　　　　　　　　　）の量をアミノ酸
　ごとに設定したものであり、たんぱく質の栄養価の評価に用いられる。

□アミノ酸評点パターンを下回っているアミノ酸を
（²　　　　　　　　　）といい、その中でも最も割合が下回っているア
ミノ酸（＝不足しているアミノ酸）を（³　　　　　　　　　）という。

□第一制限アミノ酸のアミノ酸評点パターンに対する含有割合が、食品
たんぱく質の（⁴　　　　　　）となる。

□アミノ酸価は0から（⁵　　　　　　）の範囲で求められ、数値が（⁶　　　　）
に近いほど、良質のたんぱく質であると評価される。

□不可欠アミノ酸は、（⁷　　　　　　　　　）・（⁸　　　　　　　　　）・
（⁹　　　　　　　　　）・（¹⁰　　　　　　　　　）・（¹¹　　　　　　　　　）・
（¹²　　　　　　　　　）・（¹³　　　　　　　　　）・（¹⁴　　　　　　　　　）・
（¹⁵　　　　　　　　　）の9種類である。

□食品たんぱく質に制限アミノ酸を補足することで栄養価を改善するこ
とを（¹⁶　　　　　　　　　）という。しかし、制限アミノ酸が複数
存在する場合、サプリメントなどで1つのアミノ酸のみ補充してし
まうと、かえって栄養価が悪くなってしまうことがある（生体内にお
けるそのたんぱく質の利用効率が悪くなる）。これを
（¹⁷　　　　　　　　　　　）という。

○か✕か 正誤を考えよう！

- **Q1**：たんぱく質の生物価は、吸収された窒素の体内への保留割合
  を示す★★★。
- **Q2**：アミノ酸価は、食品たんぱく質中の可欠アミノ酸量によって
  決まる★★。

11 脂溶性ビタミンの構造と機能

TOPICS

- 脂溶性ビタミンは、脂質とともに吸収される。
- ビタミンＡは眼のロドプシンの構成成分となり、活性型ビタミンＤは骨の形成と成長の促進作用、ビタミンＥは抗酸化作用、ビタミンＫは血液凝固作用がある。

1 脂溶性ビタミンの吸収

☐ 吸収された脂溶性ビタミンは、(^{1}　　　　　) に流れる。

☐ 余剰分の脂溶性ビタミンは、体内に蓄積 (^{2}　される・されない　)。

☐ 脂溶性ビタミンの吸収に、胆汁酸は関与 (^{3}　する・しない　)★★。

2 脂溶性ビタミンの特徴

A ビタミンＡ

☐ ビタミンＡは (^{1}　　　　　　) ともいい、構造の違いによりアルコール型の (^{2}　　　　　　)★、アルデヒド型の (^{3}　　　　　　)、カルボン酸型の (^{4}　　　　　　) に大別される。

☐ レチナールは眼の網膜にある (^{5}　　　　　　)★ の構成成分である。

☐ 生体内でビタミン作用を示すカロテノイドを (^{6}　　　　　　) といい、(^{7}　　　　　　)★ などがある。

□β-カロテンは、(^{8}　　　　　）でレチナールに変換される。

□プロビタミンAは、過剰摂取によりビタミンAの過剰症を
（^{9}引き起こす・引き起こさない　）★ とされている。

B ビタミンD

□ビタミンDは、体内で生成（^{1}される・されない　）。

□ビタミンDは、紫外線照射により
（^{2}　　　　　　　　　　　　　　）★★★ から生成される。

□ビタミンDは、（^{3}　　　　）と（^{4}　　　　）★ で水酸化されて活性型ビ
タミンDとなる。

□活性型ビタミンDは、（^{5}　　　　）での（^{6}　　　　　　　）★★ と
（^{7}　　　　　）の吸収を促進させる。

□活性型ビタミンDは、（^{8}核内・核外　）★ 受容体に結合して
（^{9}　　　　　　　）の転写制御を行い、遺伝子発現を調節する。

C ビタミンE

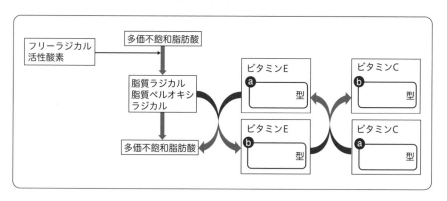

□ビタミンEは、生体膜で強い（^{1}　　　　　）★★ 作用をもつ。

□ビタミンEは、体内の（^{2}　　　　　　　　　　　　）の連鎖的な
（^{3}　　　　　）反応を食い止める。酸化を阻止したビタミンEは

（^{4} 酸化型・還元型 ）ビタミン E となり、抗酸化作用が消失する。
その際に、ビタミン C が共存していると、（^{5} 酸化型・還元型 ）ビタミン C の作用により、酸化型ビタミン E はもとの還元型ビタミン E に戻る。

D ビタミン K

□ビタミン K は、緑黄色野菜や海藻に多く含まれる K_1 の
（^{1}　　　　　　　　）と動物性食品に多く含まれる K_2 の
（^{2}　　　　　　　　）として天然に存在する。

□メナキノンは、（^{3}　　　　　　　）★ によっても合成される。

□ビタミン K は、血液凝固因子の（^{4}　　　　　　　　　）や骨形成因子
の（^{5}　　　　　　　）などのたんぱく質に含まれる
（^{6}　　　　　　　　　）の生成に関与する。

🐾 ③ 脂溶性ビタミンの過剰と不足による症状

種類	過剰症	欠乏症
ビタミンA	●(ⓐ 　　　　　　　)★★★ ●(ⓑ 　　　　　　　)★	●(ⓒ 　　　　　　　) ●成長障害
ビタミンD	●高カルシウム血症	●(ⓓ 　　　　　)(小児) ●(ⓔ 　　　　　)(成人) ●低カルシウム血症
ビタミンE	－	●(ⓕ 　　　　　　)★
ビタミンK	－	●(ⓖ 　　　　　)(新生児) ●出血傾向

⭕か❌か 正誤を考えよう！

●**Q1**：活性型ビタミン D は、核外受容体と結合する★。
●**Q2**：ビタミン K の欠乏では、血液凝固の時間が短縮する★。

12 水溶性ビタミンの構造と機能

出題 GL　7　ビタミンの栄養 —— A　ビタミンの分類 —— b　水溶性ビタミン、B　ビタミンの栄養学的特徴と機能 —— b　抗酸化作用とビタミン、e　エネルギー代謝とビタミン、f　糖質・脂質・アミノ酸の代謝とビタミン、h　一炭素単位代謝とビタミン、C　ビタミンの吸収と体内利用 —— b　水溶性ビタミンの組織飽和と尿中排出、d　ビタミン B₁₂ 吸収機構の特殊性

TOPICS

- 水溶性ビタミンは、腸から吸収され、過剰分は尿中から排泄される。
- ビタミン B_1 は糖代謝の補酵素、ビタミン B_2 やナイアシンはエネルギー産生の補酵素、ビタミン B_6 はたんぱく質代謝の補酵素、ビタミン B_{12} と葉酸は核酸合成の補酵素となる。

🐾① 水溶性ビタミンの特徴

A ビタミン B_1

☐ ビタミン B_1 は、ピルビン酸をアセチル CoA に変換する
（¹　　　　　　　　　）酵素★★ や α-ケトグルタル酸をスクシニル
CoA に変換する（²　　　　　　　　　　　　）酵素などの補酵素
として働く。

☐ ビタミン B_1 が欠乏すると、血中の乳酸が（³　増加・減少　）する。

☐ ビタミン B_1 は、身体活動量の増加により必要量が（⁴　増加・減少　）する。

☐ ビタミン B_1 は、糖質やアルコールの摂取量増加により必要量が
（⁵　増加・減少　）★ する。

☐ 過剰摂取したビタミン B_1 は、（⁶　　　　　　）に排泄される。

B ビタミン B₂

□ビタミン B₂ は、クエン酸回路では (^{1}　　　　)、電子伝達系では (^{2}　　　　) という補酵素として (^{3}　　　　　　) 反応に働く。

□過剰摂取したビタミン B₂ は、(^{4}　　　　) に排泄される。

C ナイアシン

□ナイアシンは、(^{1}　　　　) やクエン酸回路などにおいて (^{2}　　　　)★ という補酵素として働く。

□ナイアシンの必要量は、エネルギー消費量が多くなると (^{3} 増加・減少)★★★ する。

□ナイアシンは、不可欠アミノ酸である (^{4}　　　　　　)★ から 体内で合成することができる。

D ビタミン B₆

□ビタミン B₆ は、体内では (^{1}　　　　　　　) として、 (^{2}　　　) や (^{3}　　　) の補酵素として働く。

□ビタミン B₆ は、(^{4}　　　　　) の摂取量増加により必要量が (^{5} 増加・減少)★★★ する。

E ビタミン B₁₂

□ビタミン B₁₂ は、(^{1}　　　　)★★★ を含むビタミンである。

□ビタミン B₁₂ は、(^{2}　　　) の (^{3}　　) 細胞から分泌される (^{4}　　　　　) と結合して (^{5} 空腸・回腸)★★ から吸収される。

□ビタミン B₁₂ は、(^{6}　　　　) 者で欠乏しやすい。

F 葉　酸

- □葉酸は、食品中の大半で複数のグルタミン酸が結合した
  (^{1}　　　　　　　　　　　　　) として存在し、小腸内で
  (^{2}　　　　　　　　　　　　　) に分解・吸収される。

- □葉酸は、体内で (^{3}　　　　　　　　　　　　　) での補酵素として
  働く。葉酸が欠乏すると、(^{4}　　　　　　　　　) から
  (^{5}　　　　　　　　) への代謝が障害され、(^{6}　　　　　　　　　) が体
  内に蓄積し、血中ホモシステイン濃度が (^{7} 上昇・低下) ** する。

G パントテン酸

- □パントテン酸は、補酵素である (^{1}　　　　　　　　　　　　　) * の成
  分として、糖質および脂質代謝で重要な役割をもつ。

H ビオチン

- □ビオチンは、補酵素として
  脂肪酸合成における (^{1}　　　　　　　　　　　　　) や
  糖新生経路における (^{2}　　　　　　　　　　　　　) などに関与
  する。

- □ビオチンは、腸内細菌により合成 (^{3} される・されない)。

- □ビオチンは、生卵白の (^{4}　　　　　　) * を多量摂取することにより
  吸収障害を引き起こす。

I ビタミンＣ

- □ビタミンＣが不足すると、(^{1}　　　　　　　　　　　　　) ** が抑制される。

- □ビタミンＣは、ストレスにより必要量が (^{2} 増加・減少) する。

- □ビタミンＣは、還元型から酸化型になる際に (^{3}　　　　　) ** 作用を
  発揮する。

□ビタミン C は、消化管内で鉄を（⁴ 2・3 ）価鉄から（⁵ 2・3 ）価
鉄に還元することで、鉄の吸収率を高める。

② 水溶性ビタミンの不足による症状

種類	欠乏症
ビタミンB₁	(ⓐ 　　　　　　　)★★、(ⓑ 　　　　　　　　　　　)
ビタミンB₂	口内炎、 口角炎
ナイアシン	(ⓒ 　　　　　　　　　　)★
ビタミンB₆	皮膚炎
ビタミンB₁₂	(ⓓ 　　　　　　　　(　　　　　))★
葉 酸	(ⓔ 　　　　　　　)★、胎児の神経管閉鎖障害
パントテン酸	不足はほぼない
ビオチン	不足はほぼない
ビタミンC	(ⓕ 　　　　　　)、コラーゲン合成障害

水溶性ビタミンは、過剰な分が尿中に排泄されるから
過剰症にはなりにくいんだね。

○か✕か 正誤を考えよう！

- **Q1**：ビタミン B₆ の必要量は、たんぱく質の摂取量が多くなると
  増加する。
- **Q2**：ビタミン B₁₂ は、空腸末端から吸収される。

13 多量ミネラル

出題 GL 8 ミネラルの栄養 —— A ミネラルの分類 —— a 多量ミネラル、
B ミネラルの栄養学的特徴と機能 —— a 硬組織とミネラル、
b 神経・筋肉の機能維持とミネラル、c 血圧調節とミネラル、
C ミネラルの吸収と体内利用 —— a カルシウムの吸収と体内利用

TOPICS

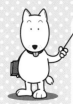

- 体内での存在量が多いミネラルを、多量ミネラルという。
- ナトリウムは細胞外液の浸透圧維持、カリウムは細胞内液の浸透圧維持や筋肉の収縮、マグネシウムは酵素反応やエネルギー産生にかかわり、カルシウムは骨の材料、リンは骨・細胞膜の材料となる。

🐾 多量ミネラルの働き

種 類	主な働きや特徴
ナトリウム	• 細胞の（ⓐ 　　　　）★★ の維持 • 細胞（ⓑ 　　）液に多く含まれる
カリウム	• 細胞の（ⓒ 　　　　）★★ の維持 • 細胞（ⓓ 　　）液に多く含まれる
カルシウム	• 筋肉の（ⓔ 　　　　）★★ に関与 • 骨と（ⓕ 　　　）を形成
マグネシウム	• （ⓖ 　　　　　　）に多く存在する
リン	• 骨と（ⓗ 　　　　）を形成 • （ⓘ 　　　）や（ⓙ 　　　　　　　）の合成

🐾2 多量ミネラルの特徴

A ナトリウム

☐ ナトリウムは、細胞（¹ 内・外 ）★★ 液に多く存在する陽イオンである。

☐ 血中ナトリウム濃度の上昇は、血漿浸透圧を（² 上昇・低下 ）★★ させる。

☐ ナトリウム損失の90％以上は（³ 皮膚・便・尿 ）からの排泄である。

B カリウム

☐ カリウムは、細胞（¹ 内・外 ）★★ 液に多く存在する陽イオンである。

☐ カリウムの摂取量増加は、血圧の（² 上昇・低下 ）に関与する。

C カルシウム

☐ 経口摂取されたカルシウムは、（¹　　　　）上部で
主に（² 能動・受動 ）輸送により吸収される。

☐ 経口摂取されたカルシウムの吸収率は比較的低く、成人では
（³　　　　）％★ 程度である。

☐ カルシウムの吸収は、ビタミンDにより（⁴ 促進・抑制 ）★★★ される。

☐ 体内のカルシウムのほとんどは、骨や（⁵　　　　）に
（⁶　　　　　　　　）として存在する。

☐ カルシウムの血中濃度が上昇すると、（⁷　　　　）から
（⁸　　　　　　　）★★★ が分泌される。

☐ カルシウムの血中濃度が低下すると、（⁹　　　　）から
（¹⁰　　　　　　）が分泌される。

☐ カルシウムの体内需要が高まると、カルシウム吸収率は
（¹¹ 上昇・低下 ）する。

☐ カルシウムの摂取量不足は、骨量の（¹² 増加・減少 ）★★★ に関与する。

D マグネシウム

☐ マグネシウムを大量に摂取すると、余剰分は (^{1}　　　　) に排泄される。

☐ 骨中マグネシウム量は、体内マグネシウム量の約 (^{2}　　　　) %★★ である。

E リ ン

☐ リンは、(^{1}　　　　) の構成成分である。

☐ リンは、(^{2}　　　　　) 量が多い食品ほど含有量が多い傾向にある。

☐ リンは、過剰摂取により (^{3}　　　　　)★★ の腸管吸収率を低下させる。

🐾 ❸ 多量ミネラルの過剰と欠乏による症状

種 類	過剰症	欠乏症
ナトリウム	(ⓐ　　　　　　　)	ほとんどみられない
カリウム	高カリウム血症	(ⓓ　　　　　　　)
カルシウム	(ⓑ　　　　　　　)★	骨粗鬆症
マグネシウム	(ⓒ　　　　)★★	心疾患
リ ン	骨疾患	ほとんどみられない

＼ ⭕か❌か 正誤を考えよう！ ／

- **Q1**：カルシウムの吸収は、フィチン酸により抑制される。
- **Q2**：血中カルシウム濃度が低下すると、活性型ビタミンDの産生が抑制される。
- **Q3**：マグネシウムを大量に摂取すると、便秘が誘発される。

14 微量ミネラル

出題GL 8 ミネラルの栄養 —— A ミネラルの分類 —— b 微量ミネラル、B ミネラルの栄養学的特徴と機能 —— e 酵素とミネラル、C ミネラルの吸収と体内利用 —— b 鉄の吸収と体内利用

TOPICS

- 微量ミネラルでは特に鉄が国試頻出で、3価鉄は2価鉄に還元されてから吸収される。
- 大半の微量ミネラルは、酵素反応の活性物質となる。

① 微量ミネラルの働き

種 類	主な働きや特徴
鉄	• (ⓐ　　　　　　　　　)★★ の合成に利用
亜 鉛	• インスリンの合成と (ⓑ　　　　　　)に関与 • (ⓒ　　　　　　　　　　　　　　　　)の構成成分
銅	• (ⓓ　　　　　　　) 除去に関与 • (ⓔ　　　　　　　　　　　　　)の構成成分
マンガン	• (ⓕ　　　　　　　　　　　　)の構成成分 • (ⓖ　　　　　　　　　　　　　　)の構成成分
ヨウ素	• (ⓗ　　　　　　　　)★ ホルモンの構成成分
セレン	• (ⓘ　　　　　　　　　　　)★★ の構成成分
クロム	• (ⓙ　　　　　　　　　)作用の増強
モリブデン	—

- SODの構成成分は、
「スーパー　　　　　　　　ずん　　胴　マン」
　スーパーオキシドジスムターゼ、Zn (亜鉛)、銅、マンガン
　　　　　　　　　　　　　　　で覚えよう！

🐾2 微量ミネラルの機能

A 鉄

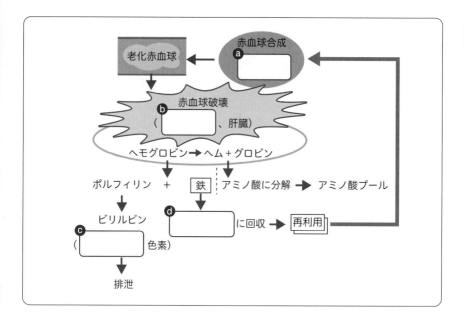

□体内の鉄の約 80% は (¹ 機能・貯蔵) 鉄として、約 20% は
(² 機能・貯蔵) 鉄として働く。

□機能鉄は (³   ) に取り込まれ、(⁴   ) の運搬に関
わる。

□非ヘム鉄の吸収は、ビタミン (⁵   )★★ により促進される。

□非ヘム鉄の吸収率は、ヘム鉄の吸収率よりも (⁶ 高い・低い)★★★ 。

□鉄の輸送は、血中で (⁷   )★ と結合して行われる。

□鉄の体内貯蔵量は、血清 (⁸   ) 量で表される。

□ヘモグロビンの分解で遊離した鉄は、ヘモグロビンなどの合成に再利
用 (⁹ される・されない)。

3

基礎栄養学

B 亜 鉛

□亜鉛は、細胞質の (¹   )★★★
　の構成成分として抗酸化作用に関わる。

□亜鉛の吸収は、(²   )★ により阻害される。

C 銅

□銅のほとんどは、血中で (¹   ) と結合して存在する。

□銅は、細胞質の (²   )★★★ の
　構成成分として抗酸化作用に関わる。

□銅の先天性代謝異常症には、排泄障害を生じる (³   )★★★
　や吸収・輸送障害を生じる (⁴   )★ がある。

D マンガン

□マンガンは、ミトコンドリアの
　(¹   )★★★ の構成成分として
　抗酸化作用に関わる。

□マンガンは、(²   ) などの多くの酵素
　に含まれる。

E ヨウ素

□体内のヨウ素は、約 70 〜 80% が (¹   ) に存在し、
　(²   )★ の構成成分となる。

□ヨウ素は、食品では特に (³   ) に多く含まれる。

F セレン

□セレンは、活性酸素を除去する働きをもつ
　(¹   )★★ に含まれている。

G クロム

□クロムは、インスリン作用を (^{1} 増強・減弱)★★ させる。

❸ 微量ミネラルの過剰と欠乏による症状

種　類	過剰症	欠乏症	
鉄	鉄沈着症	(ⓐ)	
亜　鉛	鉄、銅の吸収阻害	(ⓑ)、	(ⓒ)★
銅	ウィルソン病	(ⓓ)★、貧血	
マンガン	―	成長抑制、骨形成異常	
ヨウ素	―	(ⓔ)	
セレン	―	(ⓕ)★	
クロム	―	(ⓖ)★★	
モリブデン	―	―	

○か✕か 正誤を考えよう！

- **Q1**：非ヘム鉄の吸収は、ビタミンDにより促進される。
- **Q2**：非ヘム鉄の吸収率は、ヘム鉄より高い。
- **Q3**：メンケス病は、先天的なモリブデンの欠乏症である。
- **Q4**：亜鉛の欠乏によって、味覚障害が起こる。

15 水・電解質

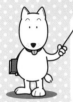

出題GL 9 水・電解質の栄養的意義 —— A 水の出納 —— a 代謝水、b 不可避尿、c 不感蒸泄、d 水分必要量、e 脱水、熱中症、f 浮腫、B 電解質代謝と栄養 —— a 水・電解質・酸塩基平衡の調節

TOPICS

- 栄養素の代謝で生じる水を代謝水といい、体内の水分は尿や便での排泄と、皮膚や呼気から排泄される不感蒸泄により損失する。
- 脱水には水分不足の優位で生じる高張性脱水と、ナトリウム不足の優位で生じる低張性脱水がある。

1 水の出納

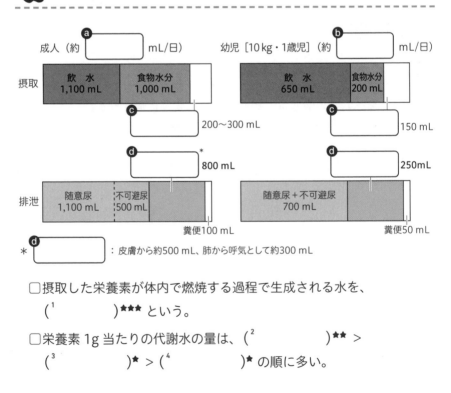

成人（約 [a] mL/日）

幼児［10 kg・1歳児］（約 [b] mL/日）

摂取：
飲　水 1,100 mL ／ 食物水分 1,000 mL ／ [c] 200〜300 mL

飲　水 650 mL ／ 食物水分 200 mL ／ [c] 150 mL

排泄：
[d] 800 mL*

[d] 250 mL

随意尿 1,100 mL ／ 不可避尿 500 mL ／ 糞便100 mL

随意尿＋不可避尿 700 mL ／ 糞便50 mL

* [d] ：皮膚から約500 mL、肺から呼気として約300 mL

□摂取した栄養素が体内で燃焼する過程で生成される水を、
（¹　　　　　）★★★ という。

□栄養素 1g 当たりの代謝水の量は、（²　　　　　）★★ ＞
（³　　　　　）★ ＞（⁴　　　　　）★ の順に多い。

□体内でできる老廃物などの排泄に必要な最低限の尿を

（⁵　　　　　　　）★★★ といい、それ以外の尿を（⁶　　　　　　）という。

□不可避尿は、摂取する水分量に影響を（⁷ 受ける・受けない　）。

□皮膚や呼気から失われる水分を、（⁸　　　　　　）★★★ という。

□安静時の不感蒸泄の量は、1 日約（⁹　　　　　　）mL である。

□汗は、不感蒸泄に（¹⁰ 含まれる・含まれない　）★。

□電解質は、不感蒸泄に（¹¹ 含まれる・含まれない　）★★。

□1 日当たりの消化管内に分泌される水分量は、1 日当たりの水分摂取量より（¹² 多い・少ない　）。

□血漿アルブミン濃度が低下すると、膠質浸透圧が（¹³ 上昇・低下　）する。

🐾2 水の体内分布

□水は、成人男性で体重の約（¹　　　　　）%★★★、成人女性で体重の約（²　　　　　）%★ を占めている。

□成人では、1 日（³　　　　　）L の水の出入りがある。

□体内の水分出納を平衡に保つため、摂取量に対して排泄量は（⁴ 増加する・ほぼ一定である・減少する　）。

□体重の約 40%は細胞（⁵ 内・外　）液であり、約 20%は細胞（⁶ 内・外　）液である。

□肥満者は、やせの者に比べて体重当たりの水分含有量が（⁷ 多い・少ない　）。

🐾3 脱 水

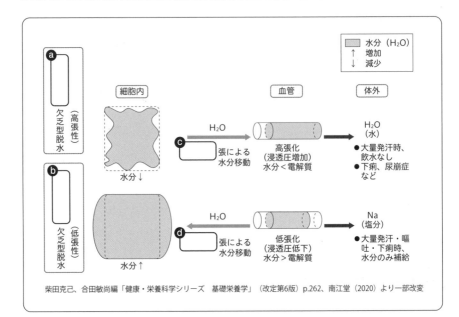

柴田克己、合田敏尚編「健康・栄養科学シリーズ　基礎栄養学」（改定第6版）p.262、南江堂（2020）より一部改変

☐ 脱水とは、正常よりも（¹　　　　　）が減少することをいう。

☐ ナトリウムよりも水分が欠乏した、水分欠乏型脱水を
（² 低張性脱水・高張性脱水　）★★ という。

☐ 高張性脱水では、水分は細胞（³ 内・外　）から細胞（⁴ 内・外　）へ
と移行する。

☐ 低張性脱水とは、細胞（⁵ 内・外　）液の浸透圧低下による脱水をいう。

☐ 水分よりもナトリウムが欠乏した、塩分欠乏型脱水を
（⁶ 低張性脱水・高張性脱水　）★ という。

☐ 大量に発汗した者が電解質を含まない水を水分補給に用いると
（⁷ 低張性脱水・高張性脱水　）★★★ を引き起こしやすい。

☐ 低張性脱水では、（⁸　　　　）や（⁹　　　　　）を引き起こす。

☐ 低張性脱水では、血圧が（¹⁰ 上昇・低下　）する。

🐾4 浮　腫

□浮腫★ とは、(^{1}　　　　　　　　）に水分が異常に貯留した状態
をいう。

□浮腫は、毛細血管圧の（^{2}　上昇・低下　）、膠質浸透圧の
（^{3}　上昇・低下　）、組織圧の（^{4}　上昇・低下　）などにより生じる。

□部位としては（^{5}　　　　）や（^{6}　　　　）、（^{7}　　　　）に現れやすい。

🐾5 体液中の電解質の割合

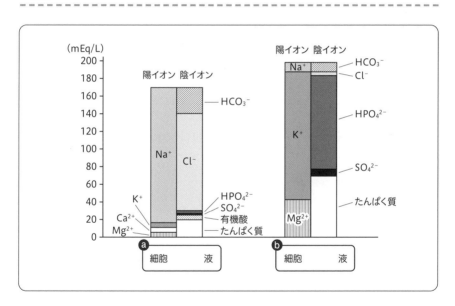

□水に溶けてイオン化する物質を、（^{1}　　　　　）★ という。

□細胞間質液や血漿、リンパ液等からなるのは、細胞（^{2}　内・外　）液
である。

□カリウムは、細胞（^{3}　内・外　）液★★ に高濃度に含まれる。

□ナトリウムは、細胞（^{4}　内・外　）液★★ に高濃度に含まれる。

🐾 水・電解質・酸塩基平衡の調節

□ ナトリウムの体内濃度は、食事からの摂取と (^{1}　　　) への排泄によって調節される。

□ 通常、体液の pH は (^{2}　　　)★ 程度に保たれている。

□ アシドーシスとは、体液の pH が (^{3}　　　) 未満の状態をいう。

□ アルカローシスとは、体液の pH が (^{4}　　　)★ 以上の状態をいう。

◯か✖か 正誤を考えよう！

- **Q1**：栄養素 1g 当たりの代謝水は、脂質が最も多い。
- **Q2**：不感蒸泄には、発汗が含まれる。
- **Q3**：水分欠乏型脱水では、血漿浸透圧が高くなる。
- **Q4**：細胞内液中に最も多く存在する陽イオンは、ナトリウムイオンである。

16 エネルギー代謝

出題 GL 10 エネルギー代謝 —— A エネルギー代謝の概念 —— a 基礎代謝、b 安静時代謝、e メッツ (METs)、身体活動レベル (PAL)、f 食事誘発性熱産生 (DIT)、B エネルギー代謝の測定法 —— a 直接法、間接法、c 呼吸商、非たんぱく質呼吸商、d 二重標識水法、C 生体利用エネルギー —— a 物理的燃焼値、生理的燃焼値

TOPICS

- 基礎代謝量は覚醒状態での最小限のエネルギー必要量、安静時代謝量は休息状態でのエネルギー消費量である。
- 呼吸商 (RQ) は、糖質のみの燃焼で 1.0、脂質のみの燃焼で 0.7、たんぱく質のみの燃焼で約 0.8 である。

1 エネルギー代謝の概念

☐ 1g の水を 1℃上昇させるのに必要なエネルギー量を 1(¹　　　) という。

☐ 食品を生体外で燃焼したときに生じる栄養素 1g 当たりの燃焼量を (² 物理的・生理的) 燃焼値★★ という。

☐ 食品を生体内で燃焼したときに生じる栄養素 1g 当たりの燃焼量を (³ 物理的・生理的) 燃焼値という。

☐ 生理的燃焼値である (⁴　　　　　　　)★ の係数に消化吸収率を考慮したものを (⁵　　　　　　　) の係数という。

☐ 栄養素の物理的燃焼値と生理的燃焼値の差は、(⁶ 糖質・たんぱく質・脂質)★ で最も大きい。

☐ 糖質の生理的燃焼値は、(⁷　　) kcal/g である。

☐ たんぱく質の生理的燃焼値は、(⁸　　) kcal/g である。

☐ 脂質の生理的燃焼値は、(⁹　　) kcal/g である。

2 エネルギー消費量

A 基礎代謝量

☐ 基礎代謝量とは、(^{1}　　　　　)★ 状態で必要な最小限のエネルギーであり、測定は排便・排尿後の (^{2}　　　　　) 時、快適な温度条件下で、(^{3}　　　　　　　　) にて行われる。

☐ 基礎代謝の最も大きな部分は、(^{4}　　　　　)★ の代謝が占める。

☐ 基礎代謝量は、除脂肪体重 (筋肉量) に比例して (^{5} 高く・低く)★★ なる。

☐ 体重当たりの基礎代謝量は、成人よりも小児のほうが (^{6} 高い・低い)★★ 。

B 安静時のエネルギー消費量

☐ 安静時における単位重量当たりのエネルギー消費量は、脂肪組織よりも骨格筋のほうが (^{1} 多い・少ない)。

☐ 安静時代謝量は、基礎代謝量より (^{2} 高い・低い)。

☐ 脳のエネルギー消費量 (安静時) は、全体の約 (^{3}　　　) % を占めている。

C 身体活動レベルとメッツ

☐ 身体活動レベル (PAL) とは、1 日の総エネルギー消費量を 1 日の (^{1}　　　　　　)★★★ の倍数で表したものをいう。

☐ メッツ (METs) とは、身体活動時の全エネルギー消費量を (^{2}　　　　　　)★★★ の倍数で表したものをいう。

D 食事誘発性熱産生 (DIT)

- [ ] 食事誘発性熱産生とは、食物摂取により (^{1})★ が
  亢進し、体温が (^{2} 上昇・低下) する現象をいう。

- [ ] 食事誘発性熱産生は、(^{3} 糖質・たんぱく質・脂質) を摂取した場
  合に最も大きい値となる。

- [ ] 食物摂取により発生したエネルギーは、筋肉の運動に利用
  (^{4} できる・できない)★ 。

- [ ] 褐色脂肪細胞は、白色脂肪細胞よりもエネルギー産生が
  (^{5} 小さい・大きい)★ 。

🐾 ③ エネルギー代謝の測定法

A 直接法と間接法

- [ ] 体内で産生したエネルギーを熱エネルギーの形で直接的に測定する方
  法を (^{1})★★ という。

- [ ] 間接法とは、エネルギー産生のために消費した (^{2}) 量と
  発生した (^{3}) 量、さらに尿中に排泄される
  (^{4}) 量によってエネルギー消費量を推定する方法をいう。

- [ ] 二重標識水法とは、(^{5} 直接法・間接法) の1つであり、(^{6})
  と (^{7}) の (^{8}) 元素★★★ の減少速度よりエネルギー
  消費量を求める方法である。

B 呼吸商（RQ）

栄養素	糖質	脂質	たんぱく質
呼吸商	(**a**)★★	(**b**)★★	(**c**)

□呼吸商とは、体内で栄養素が燃焼する時に排出される

（¹　　　　　　　）量と、消費された（²　　　　　　　）量の体積比を
いう。

□糖質と脂質の燃焼では、（³　　　　）★★ の呼吸商のほうが大きい。

□糖質と脂質の燃焼によって排出された（⁴　　　　　　）量と、消費
された酸素量の体積比を（⁵　　　　　　　　　）★★ という。

□非たんぱく質呼吸商（NPRQ）は、糖質の燃焼割合が高いほど
（⁶ 大きく・小さく ）★★ なる。

$$
\text{呼吸商（RQ）} = \frac{(\text{\textbf{a}} \qquad\qquad)(L)}{(\text{\textbf{b}} \qquad\qquad)(L)}
$$

$$
\text{非たんぱく質呼吸商（NPRQ）} = \frac{(\text{\textbf{c}} \qquad)(L) - (\text{\textbf{d}} \quad)\text{の燃焼による}(\text{\textbf{c}} \qquad)(L)}{(\text{\textbf{e}} \qquad)(L) - (\text{\textbf{f}} \quad)\text{の燃焼による}(\text{\textbf{e}} \qquad)(L)}
$$

○か✕か 正誤を考えよう！

- **Q1**：基礎代謝量は、同じ体重で比べると、体脂肪率の高い方が高い。
- **Q2**：食事誘発性熱産生は、同じ重量で比べると、脂肪よりたんぱく質の方が小さい。
- **Q3**：呼吸商は、二酸化炭素排出量を酸素消費量で割って求める。
- **Q4**：グルコースの燃焼では、酸素消費量と二酸化炭素産生量のモル数は異なる。

♣ 正答一覧

正答一覧は点線箇所から切り離してご利用いただけます。また、正答一覧は弊社 HP にも公開しています。QR コードや下記の URL からアクセスして、ご利用ください。
https://www.intermed.co.jp/book/pdf/kansta-2nd_answer.pdf

1章

1 細胞内の構造と機能 (p.2 ～ 4)
🐾 **a** ミトコンドリア **b** 細胞質ゾル（細胞質基質） **c** 粗面小胞体 **d** 滑面小胞体 **e** 核 **f** リソソーム
😺 **1** リボソーム **2** メッセンジャー RNA（mRNA） **3** 転写 **4** 二重 **5** 核膜孔 **6** mRNA **7** リボソーム
😺 **1** 核 **2** 細胞質ゾル（細胞質基質） **A** 1 ATP **2** マトリックス **3** 内膜 **4** β酸化 **5** 分解 **6** ATP **7** 酸化的 **8** しない **a** 外膜 **b** 内膜 **c** 膜間腔 **d** マトリックス **e** クリステ **9** 加水分解酵素 **10** 細胞内異物の処理 **11** mRNA **12** たんぱく質の合成 **13** リボソーム **14** 粗面 **15** たんぱく質 **16** ゴルジ体 **17** リボソーム **18** 滑面 **19** ステロイドホルモン **20** 脂質 **21** 粗面 **22** たんぱく質 **23** 糖鎖 **24** 解糖
😺 **1** リン脂質 **2** 二重 **3** 親水 **4** 疎水 **5** やすい **6** できない **7** 膜たんぱく質 **a** リン酸基や塩基 **b** 脂肪酸 **c** リン脂質 **d** 膜たんぱく質
Q1 ×：通過できる→通過できない **Q2** ×：リソソーム→リボソーム

2 DNA の転写・翻訳の過程 (p.5 ～ 9)
😺 **a** リン酸エステル **b** リン酸 **c** 五炭糖（ペントース） **d** 塩基 **e** アデニン **f** グアニン **g** ピリミジン **h** シトシン **i** チミン **j** ウラシル **k** グリコシド **l** ヌクレオシド **m** ヌクレオチド **A** 1 DNA **2** 遺伝子情報 **3** 五炭糖 **4** 塩基 **5** リン酸 **6** ヌクレオチド **7** 炭素原子 **8** デオキシリボース **9** リボース **10・11** アデニン(A)・グアニン(G) **12 ～ 14** シトシン(C)・チミン(T)・ウラシル(U) **B** 1 直鎖 **2** 二重らせん **3** 二重らせん **4** 水素 **5** チミン **6・7** グアニン・シトシン **8** ヒストン **C** 1 ～ 4 アデニン・グアニン・シトシン・ウラシル **5** リボース **6** 一本 **7** DNA **8** 転写 **9** たんぱく質 **10** リボソーム **11** リボソーム **12** アミノ酸
😺 **a** DNA **b** mRNA **c** 転写 **d** 粗面小胞体 **e** 核膜孔 **f** リボソーム **g** たんぱく質の合成（翻訳） **A** 1 たんぱく質 **2** リボソーム **3** 転写 **4** mRNA **5** RNA ポリメラーゼ **6** プロモーター領域 **7** エキソン **8** イントロン **9** スプライシング **10** イントロン **11** エキソン **12** リボソーム **13** たんぱく質 **a** DNA **b** イントロン **c** エキソン **d** 転写 **e** スプライシング **B** 1 コドン **2** メチオニン **3** 4 **4** 3 **5** 64
😺 **1** 増幅 **2** 塩基配列 **3** プライマー **4** DNA ポリメラーゼ

Q1 ×：移動できる→移動できない　**Q2** ×：含む→含まない　**Q3** ○　**Q4** ×：翻訳→転写　**Q5** ×：イントロン→エキソン

③ アミノ酸・たんぱく質の構造と機能 (p.10 〜 13)

🐾 **a** アミノ基　**b** カルボキシ基　**1** アミノ酸　**2** カルボキシ基　**3** アミノ基　**4** 水素　**5** 側鎖　**6** L　**7** 20　**8** 9　**9** 不可欠（必須）　**10** 11　**11** 可欠（非必須）

🐾 **1・2** カルボキシ・アミノ　**3** ペプチド　**a** ペプチド結合

🐾 **1** ペプチド　**2** 酵素　**3** 抗体　**4** ホルモン　**A 1** 配列順序　**2** ペプチド　**3** ポリペプチド鎖　**B 1** ポリペプチド鎖　**2** 水素　**3** αヘリックス　**4** βシート　**C 1** ポリペプチド鎖　**2** 水素　**3** ジスルフィド(S-S)　**4** イオン　**5** 疎水　**D 1** 複数　**2** サブユニット　**a** ペプチド　**b** αヘリックス　**c** βシート　**d** ジスルフィド　**e** サブユニット

Q1 ×：ヒドロキシ基→カルボキシ基　**Q2** ×：一次→二次

④ アミノ酸・たんぱく質の代謝 (p.14 〜 17)

🐾 **1** アミノ酸　**2** ユビキチン　**3** プロテアソーム　**4** 絶食・飢餓　**5** リソソーム

🐾 **1** アミノ基　**2** α-ケト酸（2-オキソ酸）　**3** α-ケト酸　**4** エネルギー　**a** アミノ基　**b** アンモニア　**c** 尿素　**d** 尿素　**e** α-ケト酸　**f** グルコース　**g** エネルギー　**A 1** アミノトランスフェラーゼ　**2** B₆　**3** ピリドキサールリン酸(PLP)　**4** グルタミン酸　**5** アンモニア　**6** 肝臓　**7** 尿素　**a** アミノ基　**b** カルボキシ基　**c** α-ケトグルタル酸　**d** アミノ基転移反応　**e** アミノ基　**f** α-ケト酸　**g** グルタミン酸　**B 1** 糖原性　**2** ケトン体　**3** ケト原性　**4** 糖原性　**5** オキサロ酢酸　**6・7** ロイシン・リシン　**a** グルコース　**b** ロイシン　**c** アスパラギン　**d** アスパラギン酸　**e** グルタミン酸　**f** α-ケトグルタル酸

Q1 ×：合成酵素→分解の目印　**Q2** ○

⑤ 糖質の構造と機能 (p.18 〜 21)

🐾 **a** リボース　**b** デオキシリボース　**c** グルコース　**d** ガラクトース　**e** フルクトース　**1** アルデヒド基　**2** ケトン基　**3** ヒドロキシ基（水酸基）　**4** 単糖

🐾 **1** 加水分解　**2** 炭素数　**A 1** 5　**2** RNA　**3** DNA　**4** 五炭糖　**B 1** 6　**2** グルコース　**3** ガラクトース　**4** フルクトース（果糖）　**5** アルデヒド　**6** アルドース　**7** ケトン　**8** ケトース

🐾 **1** 2 〜 10　**2** グリコシド　**3** ヒドロキシ基　**4** 脱水縮合　**5** 乳糖（ラクトース）　**6** 麦芽糖（マルトース）　**7** ショ糖（スクロース）　**8** グルコース　**9** ガラクトース　**10** β-1, 4　**11** グルコース　**12** グルコース　**13** α-1, 4　**14** グルコース　**15** フルクトース　**16** α-1, β-2

🐾 **1** グリコシド　**2** ホモ多糖類　**3** ヘテロ多糖類　**A 1・2** でんぷん・グリコーゲン　**3・4** セルロース・キチン　**5** α-1, 4 グリコシド　**6** 直鎖　**7** α-1, 4 グリコシド　**8** α-1, 6 グリコシド　**9** 枝分かれ　**10** α-1, 4 グリコシド　**11** α-1, 6

グリコシド　12 枝分かれ　**B** 1・2 ヒアルロン酸・コンドロイチン硫酸　3 グルクロン酸　4 N-アセチルグルコサミン　5 グルクロン酸　6 N-アセチルガラクトサミン

Q1 ×：五炭糖→六炭糖　**Q2** ×：フルクトース→ガラクトース　**Q3** ○

6 糖質の代謝（p.22～26）

🐾 **a** グルコース　**b** ピルビン酸　**c** アセチル CoA　**d** 酸素　**e** グリコーゲンホスホリラーゼ　**f** グリコーゲン　**g** NADPH　**h** NADH　**i** ビリルビン　**j** 酸化的リン酸化　1 ATP　2～4 解糖系・クエン酸回路・電子伝達系　5・6 ペントースリン酸回路・グルクロン酸経路

🐾 1 細胞質ゾル　2 2　3 ピルビン酸　4・5 ATP・NADH　6 グルコース 6-リン酸　7 ピルビン酸　8 クエン酸回路　9 乳酸　10 必須ではない

🐾 1 ミトコンドリア　2 マトリックス　3 ATP　4 電子伝達系　5 ピルビン酸　6 アセチル CoA　7 ビタミン B$_1$（チアミン）　8 NADH　9 FADH$_2$

🐾 1 ミトコンドリア内膜　2・3 NADH・FADH$_2$　4 酸化　5 ATP　6 リン酸　7 酸化的リン酸化　8 酸素　9 水

🐾 1 グリコーゲン　2 グリコーゲンホスホリラーゼ　3 加リン酸分解　4 グルコース 1-リン酸　5 グルコース-6-ホスファターゼ

🐾 1 細胞質ゾル　2 解糖系　3 しない　4 リボース 5-リン酸　5 NADPH

🐾 1 解糖系　2 しない　3 UDP グルコース　4 グルクロン酸

🐾 1 グルコース　2～4 グリセロール・乳酸・糖原性アミノ酸　5 グルコース 6-リン酸　6 グルコース-6-ホスファターゼ　7 肝臓　8 腎臓　9 細胞質ゾル　10 グルコース-6-ホスファターゼ　11 行われない　**a** グルコース　**b**・**c** 肝臓・腎臓　**d** グルコース-6-ホスファターゼ　**e** グリセロール　**f** グリコーゲンホスホリラーゼ　**g** グリコーゲン　**h** 乳酸　**i** 糖原性アミノ酸

Q1 ×：必要とする→必要としない　**Q2** ×：二酸化炭素→水　**Q3** ×：産生する→産生しない　**Q4** ×：筋肉→腎臓

7 脂質の構造と機能（p.27～32）

🐾 1 溶けない　2 溶ける　3 誘導脂質　4 脂肪酸　**a** トリアシルグリセロール　**b** リン脂質　**c** コレステロール

🐾 1 カルボキシ　2 メチル　3 6　4 8～12　5 14　6 不飽和脂肪酸　7 飽和脂肪酸　8 高く　9 低く　**a** メチル基　**b** カルボキシ基　**A** 1 パルミチン酸　2 ステアリン酸　**B** 1 一価不飽和脂肪酸　2 多価不飽和脂肪酸　3 メチル　4 メチル　5 3　6 6　7 9　8 必須脂肪酸ではない　9 体内で合成できず　10 γ-リノレン酸　11 アラキドン酸　12 体内で合成できず　13 エイコサペンタエン酸（EPA）　14 ドコサヘキサエン酸（DHA）　15 トランス　16 20　17 アラキドン酸　18 エイコサペンタエン酸　19 生理活性物質　**a** オレイン酸　**b** オレイン酸　**c** n-6　**d** リノール酸　**e** アラキドン酸　**f** リノール酸　**g** エイコサノイド　**h** リノール酸

i n-3　**j** 20　**k** エイコサノイド　**l** α-リノレン酸　**m** 22　**C** 1 α-リノレン酸　2 リノール酸

❀ 1 エステル　2 グリセロール　3 ジアシルグリセロール　4 グリセロール　5 トリアシルグリセロール

❀ 1 リン脂質　2 糖脂質　**A** 1 グリセロリン脂質　2 ホスファチジルコリン(レシチン)　3 生体膜　4 胆汁　5 スフィンゴリン脂質　6 スフィンゴミエリン　**B** 1 グリセロ糖脂質　2 スフィンゴ糖脂質

❀ 1 加水分解　2 ステロイド　3 脂溶性ビタミン　4 ステロイド　5 コレステロール　6・7 胆汁酸・ステロイドホルモン　8 ビタミン D　**a** ステロイド

Q1 ×：前駆体である→前駆体ではない　**Q2** ×：糖脂質→リン脂質

---

8 脂質の代謝 (p.33 ～ 38)

❀ a アセチル CoA　**b** ステロイド　**c** クエン酸　**d** NADH　**e** $FADH_2$　**f** 脂肪酸　**g** エイコサノイド

❀ **A** 1 グルコース　2 ミトコンドリア　3 アセチル CoA　4 ミトコンドリア　5 ミトコンドリア　6 クエン酸回路　7 オキサロ酢酸　8 クエン酸　9 (ミトコンドリア外の)細胞質ゾル　10・11 アセチル CoA・オキサロ酢酸　12 アセチル CoA　13 ビオチン　14 マロニル CoA　15 NADPH　16 パルミチン酸　**a** クエン酸　**b** オキサロ酢酸　**c** マロニル CoA　**d** パルミチン酸　**B** 1 ミトコンドリア　2 β酸化　3 カルボキシ　4 α　5 β　6 炭素　7 2　8 ミトコンドリア　9 β酸化　10 アセチル CoA　11・12 $FADH_2$・NADH　13 アセチル CoA　14 16　15 7　16 クエン酸回路　17・18 $FADH_2$・NADH　19 ATP　**a** アシル CoA

❀ **A** 1 脂肪組織　2 脂肪酸　**B** 1 ホルモン感受性リパーゼ (HSL)　2・3 グルカゴン・アドレナリン　4 インスリン　5 グリセロール　6 肝臓　7 糖新生　8 脂肪酸　9 アルブミン　10 エネルギー源　**a** ホルモン感受性リパーゼ　**b** グルカゴン、アドレナリン　**c** インスリン　**d** アルブミン

❀ **A** 1 胆汁酸　2 ステロイドホルモン　3 細胞膜　4 肝臓　5 アセチル CoA　6 HMG-CoA 還元酵素　**a** HMG-CoA　**b** HMG-CoA 還元酵素　**c** 胆汁酸　**d** ステロイドホルモン　**e** 副腎皮質ホルモン(コルチゾールなど)　**f** 性ホルモン(エストロゲン・アンドロゲンなど)　**B** 1 できない

❀ 1 エイコサペンタエン酸　2 アラキドン酸　3 ～ 5 プロスタグランジン・トロンボキサン・ロイコトリエン

❀ 1 脂肪酸　2 肝臓　3 肝臓　4 アセチル CoA　5 脂肪酸　6 β酸化　7 アセチル CoA　8 亢進する　9 される　10 酸性　11 ケトアシドーシス

Q1 ○　**Q2** ×：利用される→利用されない

---

9 酵素 (p.39 ～ 42)

❀ 1 触媒　2 減少　3 促進　4 至適 pH　5 酵素ごとに異なる　6 最大　7 至適温度　8 失活　9 基質　10 基質特異性　11 異なる　12 同じ

😺 🅐 1 濃度　2 V_{max}　3 ミカエリス定数（K_m）　4 小さい　a V_{max}　b $1/2V_{max}$　c K_m
🅑 1 遅い　2 HMG-CoA 還元酵素
😺 a 活性中心　b 競合　c 非競合　d 補因子　e アポ　f ホロ　🅐 1 上昇　2 活性
中心　3 競合阻害　4 非競合阻害　5 変わらない　6 大きく　🅑 1 アポ　2 補因
子　3 ホロ　4・5 金属イオン・補酵素　🅒 1 エフェクター分子　2 変化　3 ア
ロステリック　4 正のフィードバック　5 負のフィードバック　6 シグモイド
（S 字）　a 活性中心　b アロステリック部位
Q1 ×：速い→遅い　**Q2** ×：もつ→もたない

2章

1 栄養障害 (p.44 〜 46)
😺 1・2 不足　3 〜 5 減少　6 変化なし　7 少ない　8 なし　9 減少　10 十分
11 不足　12 〜 14 変化なし　15 低下　16 多い　17 あり　18 変化なし
😺 1 過栄養　2 低栄養　3 18.5　4 3.5　5 5　6 褥瘡
😺 1 たんぱく質・エネルギー栄養障害（PEM）　2 マラスムス　3 たんぱく質　4 ク
ワシオルコル　🅐 1 減少する　2 筋たんぱく質　3 維持される　4 肺気腫　🅑 1 変
化しない　2 たんぱく質　3 低下　4 浮腫
😺 1 骨格筋量（除脂肪体重）　2 炎症性サイトカイン　3 異化　4 安静時エネル
ギー消費　5 エネルギー摂取　6 がん　7 心不全
Q1 ×：マラスムス→クワシオルコル　**Q2** ○

2 ビタミンとミネラルの欠乏症・過剰症 (p.47 〜 49)
😺 1 夜盲症　2 頭痛　3 胎児奇形　4 カルシウム　5 骨吸収　6 骨粗鬆症　7 骨
軟化症　8 くる病　9 酸化　10 出血傾向　11 新生児メレナ　12 骨粗鬆症
😺 1 脚気　2 ウェルニッケ脳症　3 乳酸アシドーシス　4 成長・創傷治癒　5 ペ
ラグラ　6 口内炎・舌炎　7 巨赤芽球性貧血（悪性貧血）　8 ハンター舌炎　9 巨
赤芽球性貧血　10 出血傾向　11 壊血
😺 1 副甲状腺ホルモン　2 テタニー　3 ミルク・アルカリ　4 骨軟化症　5 低カル
シウム　6 鉄欠乏性貧血　7 匙状爪（スプーンネイル）　8 ヘモクロマトーシス
9 味覚障害　10 皮膚炎　11 貧血　12 メンケス　13 ウィルソン　14 甲状腺腫
15 克山　16 インスリン　17 耐糖能
Q1 ×：過剰→欠乏　**Q2** ×：過剰→欠乏　**Q3** ○　**Q4** ×：欠乏→過剰

3 肥満・メタボリックシンドローム (p.50 〜 52)
😺 a 内臓脂肪　b 内臓脂肪　c 皮下脂肪　d 皮下脂肪　🅐 1 脂肪　2 腸間膜　3 皮
下組織　4 生活習慣　5 別の疾患　6 原発性　7 クッシング症候群　🅑 1 アディ
ポサイトカイン　2 抵抗性　3 食欲　4 上昇　🅒 1 25　2 肥満症　3 35

4〜6 耐糖能障害・脂質異常症・高血圧　7 閉塞性睡眠時無呼吸症候群（OSAS）　8 変形性関節症　9 月経異常　**D** 1 食事療法　2 3　3 5〜10　4 600　5 超低エネルギー食（VLCD）　6 医師　7 ケトン体　8 ケトアシドーシス
🐾 **A** 1 内臓脂肪　2〜4 血圧・血糖・脂質　**B** 1 85　2 90　3 130　4 85　5 110　6 150　7 40　8 3

4 糖尿病（p.53〜56）

🐾 a 糖質　b α-グルコシダーゼ　c 血糖　d DPP-4　e スルホニル尿素　f チアゾリジン　g SGLT2　h ビグアナイド　i 糖尿病腎症　j・k 糖尿病神経障害・糖尿病網膜症　**A** 1 低下　2 抵抗性　3 血糖　4 高血糖　5 インスリン　6 2 型　7 1 型　a 若年　b 5　c ウイルス感染・自己免疫異常　d やせ・正常　e なし　f 初期から著しく　g 急激　h インスリン製剤　i 中高年　j 95　k 生活習慣　l 肥満　m あり　n 徐々に　o 緩徐　p 経口血糖降下薬　**B** 1 口渇感　2 多尿　3 体重減少　4〜6 糖尿病腎症・糖尿病網膜症・糖尿病神経障害　7 糖尿病ケトアシドーシス　8 昏睡・意識障害　9 シックデイ　10 脱水　11 上昇　**C** 1 高血糖　2 126　3 200　4 200　5 6.5
🐾 **A** 1 糖質　2 6　3 80　4 炭水化物（糖質）　5 カーボカウント　6 有酸素　7 レジスタンス　**B** 1・2 インスリン製剤・経口血糖降下薬　3 1 型　4 使用できる　5 分泌を促進　6 抵抗性を改善　7 糖新生　8 二糖類　9 インクレチン　10 糖の再吸収
Q1 ×：抵抗性→分泌低下　**Q2** ×：120 → 126　**Q3** ×：肝臓での糖新生→腎臓での糖再吸収

5 脂質異常症（p.57〜59）

🐾 a カイロミクロン　b リポたんぱく質リパーゼ　c VLDL　d コレステロール　e VLDL　f LDL　g HDL　h 動脈硬化　**A** 1〜3 高 LDL コレステロール・高トリグリセリド・低 HDL コレステロール　**B** 1 トリグリセリド　2 胆汁　3 リパーゼ　4 グリセロール　5 小腸　6 たんぱく質　7 カイロミクロン　8 リポたんぱく質　9 VLDL　10 リポたんぱく質リパーゼ　11 トリグリセリド　12 コレステロール　13 LDL　14 コレステロール　15 動脈硬化　16 コレステロール　17・18 脂質・糖質　19 飽和脂肪酸　20・21 狭心症・心筋梗塞　22 黄色腫　23 アキレス腱肥厚　**C** 1 140　2 150　3 175　4 40
🐾 1・2 飽和脂肪酸・トランス脂肪酸　3 n-3 系多価不飽和脂肪酸　4 HMG-CoA 還元酵素　5 LDL アフェレーシス　6 家族性高コレステロール
Q1 ×：高い→低い　**Q2** ×：HDL → LDL　**Q3** ×：脂肪酸→コレステロール

6 高尿酸血症・痛風（p.60〜61）

🐾 a プリン体　b 尿酸　c 尿路結石　d 第一中足趾節関節　e 尿酸塩結晶　f 炎症性サイトカイン　**A** 1 7.0　2 結晶化　3 痛風　4 男性　**B** 1 尿酸　2 プリン

3 ビール　4 レバー　5 魚卵　6 尿　7 糞便　C 1 第一中足趾節関節　2 尿路結石　3 腎

🐾 1 産生　2 排泄　3 控える　4 増やす　5 アロプリノール　6 プロベネシド　7 コルヒチン

7 先天性代謝異常症（p.62 ～ 64）

🐾 A 1 チロシン　2 精神発達　3 フェニルアラニン　a チロシン　b フェニルケトン体　B 1 分枝アミノ酸　2 代謝性アシドーシス　3 メープルシロップ　4 分枝アミノ酸　5 十分に行う　a 分枝アミノ酸　b 分枝ケト酸　C 1 ホモシステイン　2 メチオニン　3 シスチン　4 神経・精神　5 メチオニン　6 シスチン　a メチオニン　b シスチン

🐾 A 1 ガラクトース　2 乳糖（ラクトース）　3 乳糖除去乳または大豆乳　4 乳製品　a 乳糖　B 1 グリコーゲン　2 グルコース　3 低血糖　4 増やす

8 消化器系の構造と機能（p.65 ～ 69）

🐾 a 口腔　b 咽頭　c 喉頭　d 食道　e 気管　1 固有筋層　2 蠕動　3 食塊　4 嚥下　5 重層扁平上皮　6 もたない　7 食塊　8 下部食道括約筋（LES）

🐾 a 噴門　b 胃底部　c 胃体部　d 幽門　e 幽門部　f 胃酸　g ペプシノーゲン　1 単層円柱上皮　2 貯留　3 幽門　4 後壁

🐾 a 胆嚢　b 総胆管　c 大十二指腸乳頭（ファーター乳頭）　d 主膵管　e 膵臓　1 肝臓　2 胆嚢　3 コレシストキニン　4 大十二指腸乳頭（ファーター乳頭）　5 膵液　6 ランゲルハンス島　7 たんぱく質・脂質・糖質　8 重炭酸イオン

🐾 a 横隔膜　b 右葉　c 左葉　d 固有肝動脈　e 肝門脈　1 たんぱく質・脂質・糖質　2 しない　3 薬物　4 尿素　5 胆汁　6 静脈血　7 栄養素　8 動脈血　9 酸素

🐾 a 横行結腸　b 空腸　c 回腸　d 上行結腸　e 盲腸　f 虫垂　g 下行結腸　h S状結腸　i 直腸　1 絨毛　2 細長い　3 単層円柱上皮　4 大部分　5 水分　6 便　7 食物繊維

Q1 ×：幽門→噴門　Q2 ×：胆嚢→肝臓　Q3 ×：大腸→小腸

9 上部消化管疾患（p.70 ～ 71）

🐾 a 唾液　b 蠕動運動　c ～ e カフェイン・柑橘類・アルコール　f 下部食道括約筋（LES）圧　g 高脂肪食　h ペプシノーゲン　i 胃酸　1・2 胃液・胃内容物　3 円柱上皮　4 バレット食道　5 下部食道括約筋（LES）圧　6 腹圧　7 胃酸　8 食道裂孔ヘルニア　9 肥満　10 減ら　11 座位または半座位またはファーラー位　12 仰臥位

🐾 1 胃酸　2 ヘリコバクター・ピロリ　3 胃酸　4 NSAIDs　5・6 粘液・プロスタグランジン　7 心窩部　8 尿素窒素

🐾 1 透過性　2 アルブミン　3 低アルブミン　4 低下　5 浮腫　6 腹水

🔟 肝胆膵疾患（p.72 ～ 75）

🐾 **a** 肝炎ウイルスや脂肪肝　**b** 肝細胞　**c** 低下　**d** たんぱく質　**e** 合成　**f** ビリルビン　**g** 血糖　**h** LES 食　**i** 低血糖　**j** 分枝アミノ酸（BCAA）　**k** 分枝　**l** 分解　**m** アルブミン　**n** アンモニア　**o** コレステロール　**p** 延長　**q** 低下　**r** 肝性脳症　**s** 浮腫・腹水　**t** 門脈圧　**1** ウイルス感染　**2** 意識障害　**3** 線維化　**4** 肝硬変　**5** C　**6・7** ALT・AST　**8** ALT　**9** 鉄　**10** 活性酸素

🐾 **1** 線維化　**2** 肝不全　**3** 代償　**4** 非代償　**5** アンモニア　**6** 肝性脳症　**7** 低下　**8** 低下

🐾 **1** 中性脂肪（トリグリセリド）　**2** 非アルコール性脂肪性肝疾患（NAFLD）　**3** 非アルコール性脂肪肝（NAFL）　**4** 非アルコール性脂肪肝炎（NASH）　**5** 抵抗性　**6** 線維化

🐾 **A** **1** 右季肋部　**2** 胆嚢炎　**3** コレステロール　**4** 外科的　**B** **1** 膵酵素（アミラーゼ・リパーゼ）　**2** 自己消化　**3** 心窩部痛（上腹部の激痛）　**4** アルコール　**5** 絶飲食　**6** 成分　**7** 6　**8** 線維化または石灰化　**9** アルコール　**10** 胆石　**11** 増加　**12** 背部痛　**13** 減少　**14** インスリン　**15** 糖尿病　**16** アルコール　**17** 脂質
Q1 ×：B 型→C 型　**Q2** ○　**Q3** ○

1️⃣1️⃣ 下部消化管疾患（p.76 ～ 78）

🐾 **a** 脂質　**b** 免疫　**A** **1** 大腸　**2** 連続的　**3** 粘血便　**4・5** 下痢・腹痛　**6** 大腸がん　**7** 5-アミノサリチル酸　**8** 葉酸　**B** **1・2** 口腔・肛門　**3** 断続的　**4** 回盲　**5** 5-アミノサリチル酸　**6** 抗 TNF-α抗体　**7** 成分　**8** 抗原性　**9** 脂質

🐾 **1** 器質的病変　**2・3** 下痢・便秘　**4** ストレス　**5** 対症療法

🐾 **1** 内容物の流れ　**2** ねじれ　**3** 蠕動運動　**4** 腹部膨満感　**5** 絶飲食

🐾 **1** クローン病　**2** 小腸　**3** 150　**4** 栄養素　**5** 下痢　**6** 脂質
Q1 ×：消化管の全部位にわたって→大腸に限って　**Q2** ×：用いられる→用いられない（自己免疫疾患ではない）　**Q3** ×：経腸→経静脈

1️⃣2️⃣ 心臓の構造と機能（p.79 ～ 81）

🐾 **a** 右冠状動脈　**b** 左冠状動脈　**c** 洞房結節　**d** 僧帽弁　**e** 三尖弁　**f** 左心室

🐾 **A** **1** 洞房結節　**2** 刺激伝導系　**3** 上　**4** 下　**5** 生理機能　**6** 心房　**7** 心室　**B** **1** 大動脈　**2** 体循環　**3** 肺動脈　**4** ガス交換　**5** 肺循環　**6** 厚い　**7** 全身に血液を送る　**8** 増加　**9** 5　**C** **1** ノルアドレナリン　**2** アセチルコリン　**3** 副交感　**4** 減少　**5** 交感　**6** 増加　**a** アンジオテンシノーゲン　**b** レニン　**c** アンジオテンシンⅡ　**d** 収縮　**e** アルドステロン　**f** カリウム　**g** ナトリウム
Q1 ×：動脈血→静脈血　**Q2** ×：減少→増加　**Q3** ×：低下→上昇

1️⃣3️⃣ 循環器疾患（p.82 ～ 87）

🐾 **a** アルドステロン　**b** レニン　**c** 利尿薬　**d** ナトリウム　**e** 食塩　**f** アンジオテンシンⅡ　**g** 収縮　**h** ACE 阻害薬　**A** **1** 140　**2** 90　**3** 本態性　**4** 二次性　**5** 上昇

6 上昇　7 食塩　8・9 喫煙・飲酒　**B** 1 130　2 80　3 140　4 90　5 食塩　6 カリウム　7 軽い　8 有酸素

🐾 **A** 1 冠状動脈　2 虚血　3 狭心症　4 心筋梗塞　5 生じない　6 生じる　7 胸痛　8 短い　9 上昇　**B** 1 ニトログリセリン　2 モルヒネ　a 脂質　b プラーク　c 狭窄　d 閉塞　e 狭心症　f 心筋梗塞

🐾 **A** 1 刺激伝導系　2 心拍　3 50　4 100　5 心室細動　6 けいれん　7 血栓　8 脳梗塞　9 収縮　10・11 意識消失・心停止　**B** 1 抗凝固薬　2 AED

🐾 **A** 1 拍出　2 うっ血　3 悪液質　4 亢進　5 亢進　6 上昇　7 低下　8 肺　9 低下　10 全身　**B** 1 利尿薬　2・3 食塩・水分

🐾 **A** 1 脳梗塞　2 脳出血（くも膜下出血）　3 急性　4 一過性脳虚血　5 脳動脈瘤　6 くも膜下腔　7 高血圧　8 頭痛　9 急激　**B** 1 抗凝固薬　2 止血薬・降圧薬　a LDL コレステロール　b アテローム血栓性　c ラクナ　d 心原性

Q1 ○　**Q2** ×：狭心症→心筋梗塞　**Q3** ×：右心→左心

14 腎臓の構造と機能（p.88 ～ 89）

🐾 a 腎小体　b ネフロン　c 近位　d 遠位　e ヘンレ係蹄　f 傍糸球体　g ボーマン嚢　h 糸球体

🐾 **A** 1 尿　2 動　3 ボーマン嚢　4 尿素　5 クレアチニン　6 赤血球　7 原尿　8 150 ～ 180　9 1　10・11 水・ナトリウム　12・13 グルコース・アミノ酸　14 糸球体濾過量（GFR）　15 クレアチニン　16 推算糸球体濾過量（eGFR）　**B** 1 レニン　2 エリスロポエチン　3 活性型ビタミン D　4・5 カルシウム・リン　6 副甲状腺ホルモン（PTH）

Q1 ×：静脈血→動脈血　**Q2** ×：10%→1%　**Q3** ○

15 腎疾患（p.90 ～ 93）

🐾 1 たんぱく　2 アルブミン　3 浮腫　4 高 LDL コレステロール　5 免疫反応　6 糖尿病腎症　7 ステロイド

🐾 1 免疫複合体　2 たんぱく　3 A 群 β 溶血性連鎖球　4 免疫　5 安静　6 ステロイド

🐾 1 細小血管　2 糸球体　3 透析　4 たんぱくまたはアルブミン　5 クレアチニン　6 GFR（eGFR）　7 正常　8 微量　9 顕性　10 30　11 透析導入

🐾 1 60　2 3 か月　3 たんぱく　4 GFR（eGFR）　5 上昇　6 浮腫　7 たんぱく質　8 重炭酸イオン（HCO_3^-）　9 代謝性アシドーシス　10 不整脈　11 骨粗鬆症　12 エリスロポエチン　13 腎性貧血　a 正常　b 微量　c 顕性　d 60　e 45 ～ 59　f 30 ～ 44　g 29

🐾 **A** 1 糸球体濾過　2・3 循環血液・心拍出　4 ショック　5 尿路　6 400　7 100　8 乏尿・無尿　9 利尿　**B** 1 不可逆　2 尿毒症　3 中枢神経

Q1 ×：血中 HbA1c →尿アルブミン・血清クレアチニン　**Q2** ×：以上→未満　**Q3** ○

16 透 析 (p.94〜95)

🐾 a ダイアライザー　b 浸透圧　c 陰圧　1 クレアチニン　2 尿素窒素　3 尿毒症　4 拡散

🐾 1 透析膜　2 腹膜　3 シャント　4 ダイアライザー　5 血液　6 血液　7 大きい　8 たんぱく質　9 グルコース　10 浸透圧　11 小さい　12 小分子物質　13 高く　14 短い　15 病院

Q1 ×：腹膜→透析膜　**Q2** ○

17 内分泌器官の構造と機能 (p.96〜103)

🐾 1 視覚・聴覚　2 松果体　3 メラトニン　4 自律　5 視床下部　**A** 1 下垂体前葉　2 ソマトスタチン　a 性腺刺激ホルモン放出ホルモン（GnRH）　b ソマトスタチン　c〜h 成長ホルモン・甲状腺刺激ホルモン・副腎皮質刺激ホルモン・黄体形成ホルモン・卵胞刺激ホルモン・プロラクチン　i アンジオテンシン　j・k レニン・エリスロポエチン　l・m オキシトシン・バソプレシン　n カルシトニン　o・p・q コルチゾール・アルドステロン・副腎性アンドロゲン　r カテコールアミン　s・t・u インスリン・グルカゴン・ソマトスタチン　**B** 1 下垂体前葉　2 甲状腺　3 甲状腺ホルモン（T_3・T_4）　4 促進　5 ソマトスタチン　**C** 1 下垂体前葉　2 副腎皮質　3 コルチゾール　**D** 1 下垂体前葉　2 乳腺　3 乳汁　4 ドパミン　a ソマトスタチン　b 軟骨　c たんぱく質　d ドパミン　e 乳腺　f 乳汁　g 吸啜　**E** 1 下垂体前葉　2 精巣　3 テストステロン　4 卵胞　5 エストロゲン　6 プロゲステロン　7 エストロゲン　a 卵胞　b 黄体　c エストロゲン　d プロゲステロン　e テストステロン

🐾 **A** 1 水分　2 血漿浸透圧　3 収縮　4 上昇　5 増加　**B** 1 子宮筋　2 射出

🐾 **A** 1 甲状腺　2 代謝　3 ヨウ素　4 トリヨードサイロニン（T_3）　5 サイロキシン（T_4）　6 T_3　7 T_3　8 増加　9 促進　10 コレステロール　**B** 1 甲状腺　2 副甲状腺ホルモン　3 低下　**C** a カルシトニン　b 骨吸収　c 骨形成　d 再吸収　e 活性型ビタミンD　1 カルシウム　2 破骨　3 カルシウム

🐾 1 副腎　2 副腎皮質　3 副腎髄質　4 コルチゾール　5 アルドステロン　6 副腎性アンドロゲン　7 コレステロール　**A** 1 糖新生　2 抵抗性　3 上昇　4 上昇　**B** 1 ナトリウム　2 カリウム　3 水分　4 増加　5 上昇　**C** 1 ドパミン　2 ノルアドレナリン　3 アドレナリン　4 カテコールアミン　5 交感　6 上昇　7 促進

🐾 **A** 1 精巣　2 コレステロール　3・4 筋肉量・骨量　**B** 1 卵巣　2 コレステロール　3 骨形成　4 子宮内膜　5 卵胞　**C** 1 黄体　2 子宮内膜　3 黄体

Q1 ×：前葉→後葉　**Q2** ×：抑制→促進　**Q3** ×：産生→射出

18 内分泌疾患 (p.104〜107)

🐾 a 亢進　b 自己抗体　c 低下　**A** 1 自己抗体　2 バセドウ病　3 亢進　4 低値　5 頻脈　6 増加　7 腫脹　8 眼球突出　9 低下　**B** 1 甲状腺ホルモン（T_3・T_4）　2 クレチン症　3 橋本病　4 低下　5 高値　6 高値　7 徐脈　8・9 浮腫・

嗄声 10 甲状腺ホルモン（T_3・T_4） 11 上昇

🐾 1 副腎皮質 2 亢進 3 遠位 4 カリウム 5 ナトリウム 6 高血圧 7 アルカローシス 8 低下

🐾 1 副腎髄質 2 カテコールアミン（アドレナリン、ノルアドレナリン） 3 高血圧 4 糖新生 5 グリコーゲン 6 上昇

🐾 1 副腎皮質刺激ホルモン（ACTH） 2 コルチゾール（副腎皮質ホルモン） 3 促進 4 上昇 5 中心性肥満 6 満月様顔貌

🐾 1 副腎皮質刺激ホルモン（ACTH） 2 低下 3 欠乏 4 低下 5 低血糖 6 欠乏 7 低血圧

Q1 ×：上昇→低下 **Q2** ○ **Q3** ×：低血糖→高血糖

🔟9 神経系の構造と機能 (p.108 ～ 110)

🐾 a 大脳 b 視床 c・d 摂食・満腹 e 下垂体 f 橋 g 呼吸 h 中脳 i 小脳 j 迷走 1 血液脳関門 2 糖（グルコース） **A** 1 髄膜 2 運動 3 ウェルニッケ 4 ブローカ **B** 1 摂食 2 満腹 **C** 1 ドパミン 2 三叉 3 小脳 4 舌咽 5 舌下 6 呼吸 7 迷走

🐾 1 12 2 自律神経 3 感覚 4 運動 5 交感 6 副交感 a アセチルコリン b ノルアドレナリン c アセチルコリン d 上昇 e 低下 f 低下 g 亢進 h 低下 i 亢進 j 拡張 k 収縮 l 増加 m 拡大（散大） n 縮小（縮瞳）

Q1 ×：中脳→視床下部 **Q2** ×：抑制→促進 **Q3** ○

2️⃣0 神経疾患 (p.111 ～ 113)

🐾 a アミロイドβたんぱく b 失見当識（見当識障害） c レビー小体 d パーキンソニズム・振戦 e 脳血管疾患 f 情動失禁 1 後天的 2 精神 3 中核 4 周辺 5 嚥下障害（誤嚥） 6 アルツハイマー型 **A** 1 アミロイドβたんぱく 2 緩徐 3 萎縮 4 失見当識（見当識障害） 5 物盗られ妄想 6 コリンエステラーゼ **B** 1 レビー小体 2 幻視・妄想 3 パーキンソン病様症状（パーキンソニズム） **C** 1 脳血管 2 まだら認知症 3 情動失禁

🐾 1 ドパミン 2 筋固縮 3 安静時振戦 4 錐体外路 5 嚥下障害 6 ドパミン

Q1 ×：アルツハイマー型→脳血管性 **Q2** ×：ウイルス感染→レビー小体の蓄積 **Q3** ○

2️⃣1 呼吸器系の構造と機能 (p.114 ～ 118)

🐾 a 鼻腔 b 咽頭 c 喉頭 d 気管 e 食道 f 気管 g 右主気管支 h 左主気管支 i 右肺 j 左肺 k 横隔膜 **A** 1 空気 2 肺 3 太く 4 短く 5 小さい 6 右肺 7 誤嚥性肺炎 **B** 1 小さい 2 左側 3 肺胞 4 ガス交換 5 コンプライアンス 6 膨らみにくい 7 横隔膜 **C** 1 呼吸 2 収縮 3 吸気 4 弛緩 5 呼気 6 外肋間筋

🐾 **A** 1 ヘモグロビン 2 酸素飽和度 3 気体 4 PaO_2 5 酸素飽和度 6 97.5

7 75　**8** 向上　**B** 1 重炭酸イオン（HCO_3^-）　2 二酸化炭素　3 $PaCO_2$　4 低下

✿ 1 酸素　2 二酸化炭素　a 静　b 外　c 動　d 内

✿ **A** 1 全肺気　2 肺活　3 残気　4 1 秒　5 1 秒率（FEV1%）　6 狭窄　7 1 秒率
8 標準的な / 予測される　9 伸展性　10 酸素飽和度　**B** 1 肺線維症　2 COPD
a 拘束性　b 混合性　c 閉塞性

Q1 ○　**Q2** ×：外呼吸→内呼吸　**Q3** ×：1 回換気量→肺活量（肺活量＝1 回換
気量＋吸気予備量＋呼気予備量）

22 COPD（慢性閉塞性肺疾患）（p.119 ～ 120）

✿ a 喫煙　b 呼吸筋　c 肺胞　d 痰　e 分枝アミノ酸（BCAA）　f 体重減少　g 異
化　h 低下　i 上昇　j アシドーシス　k 口すぼめ　l 低下　m 樽状胸郭　**A** 1 喫
煙　2 男性　3 増加　4 伴う　5 吐く　6 70　7 閉塞性　8 樽状胸郭　9 上昇　10 低
下　11 アシドーシス　12 呼吸　13 分枝アミノ酸　14 低下　15 低下　16 マラ
スムス　**B** 1 インフルエンザ

Q1 ×：男性よりも女性の方が多い→女性よりも男性の方が多い　**Q2** ×：減少→
増加　**Q3** ×：上昇→低下

23 骨・筋肉の構造と機能（p.121 ～ 124）

✿ a 骨端　b 骨幹端　c 骨幹　d 骨髄　e 靱帯　f 滑膜　g 関節軟骨　**A** 1 骨基質
2 骨細胞　3 骨芽細胞　4 破骨細胞　5 コラーゲン　6 リン酸カルシウム　**B** 1 骨基
質　2 増加　3 エストロゲン　4 減少　**C** 1 骨幹　2 骨端　3 骨幹端　4 関節軟骨
5 骨端線　6 成長

🐾 1 可動　2 不動　3 関節包　4 コラーゲン線維

✿ a 横紋筋　b 平滑筋　c 運動　d 自律　e 随意　f 不随意　g 速い　h やや速い
i 遅い　**A** 1 筋線維　2 筋原線維　3・4 アクチン・ミオシン　5 横紋　6 無酸素
7 白筋または白色線維または速筋　8 有酸素　9 赤筋または赤色線維または遅筋
10 有酸素　11・12 ミトコンドリア・ミオグロビン　13 酸化的リン酸化　**B** 1 アク
チンフィラメント　2 ミオシンフィラメント　3 活動電位　4 カルシウムイオン
5 ミオシンフィラメント　6 アクチンフィラメント　7 ATP　8 ATP　a カルシウ
ムイオン（Ca^{2+}）　b ミオシンフィラメント　c アクチンフィラメント　d ATP
e ADP

24 運動器疾患（p.125 ～ 129）

✿ a エストロゲン　b 破骨細胞　c 骨芽細胞　d 副甲状腺ホルモン　e 活性型ビタ
ミン D　**A** 1 吸収　2 形成　3 リモデリング　4 骨吸収　5 強度（密度）　6 骨折
7 正常な　8 均衡　9 骨基質の全体量（骨量）　10 骨形成　11 骨吸収　12 閉経
13 高齢者　14・15 ビタミン D・ビタミン K　16・17 リン・食塩　18 カフェイ
ン　19 骨吸収　20 骨形成　21 クッシング症候群　22 ステロイド薬　23 慢性
腎臓病（CKD）　24 副甲状腺機能亢進症　**B** 1 腰背部痛　2 身長　3 内　4 骨型

アルカリホスファターゼ（ALP）　**5** デオキシピリジノリン　**6** 二重エネルギー X 線吸収測定法（DXA 法）　**7** YAM　**8** 70　**9** ビスホスホネート薬　**10** アルコール　**11** 日光浴

🐾 **1** 変形　**2** 骨端線　**3** 低下している　**4** 正常な　**5** 増加　**6・7** ビタミン D・リン

🐾 **1** 軟骨　**2** 骨棘　**3** 加齢　**4・5** 肥満・過度の運動負荷　**6** 女性

🐾 **1** 筋力　**2** 骨格筋量　**3** 筋萎縮　**4** 握力　**5** 歩行速度　**6** 日常生活動作（ADL）　**7** サルコペニア肥満　**8** 加齢　**9・10** エネルギー・たんぱく質　**11** 悪液質　**12** 低栄養

🐾 **1** 身体機能　**2** 活動量　**3 ～ 7** 体重減少・筋力低下・疲労感・歩行速度の低下・身体活動の低下　**8** 加齢　**9** サルコペニア（筋力の低下）　**10** 認知機能　**11** うつ病

🐾 **1** 加齢　**2** 運動器　**3** 移動速度（自立度）　**4** 要介護

Q1 ×：低カルシウム血症となる→血清カルシウム値は基準範囲内が多い　**Q2** ×：内臓脂肪量→骨格筋量や除脂肪体重　**Q3** ○

🐾25 生殖器系の構造と機能（p.130 ～ 133）

🐾 **a** 膀胱　**b** 精管　**c** 前立腺　**d** 精巣上体　**e** 精巣　**A 1** 精巣　**2** 精子　**3** 射精　**4** セルトリ　**5** ライディッヒ　**6** テストステロン

🐾 **a** 子宮底部　**b** 子宮体部　**c** 卵巣　**d** 子宮頸部　**e** 子宮内膜　**f** 受精　**g** 卵管　**h** エストロゲン　**i** 白体　**j** プロゲステロン　**A 1** 原始卵胞　**2** 卵胞　**3・4** エストロゲン・プロゲステロン　**5** 卵子　**6** 卵管膨大部　**7** エストロゲン　**8** 受精卵　**9** 胎児　**B 1** 性（月経）　**2** 28　**3** 卵胞　**4** 黄体　**5** 卵胞刺激ホルモン（FSH）　**6** エストロゲン　**7** 黄体形成ホルモン（LH）　**8** LH サージ　**9** 黄体　**10** プロゲステロン　**11** 白体　**12** 月経　**13** 上昇　**a** 卵胞刺激ホルモン（FSH）　**b** 黄体形成ホルモン（LH）　**c** エストロゲン（卵胞ホルモン）　**d** プロゲステロン（黄体ホルモン）　**e** 卵胞　**f** 排卵　**g** 黄体　**C 1** 着床　**2** 最終月経　**3** 絨毛　**4** 胎盤　**5** ヒト絨毛性ゴナドトロピン（hCG）　**6** 妊娠黄体　**7** エストロゲン　**8** 15　**9** 28　**10** 40　**11** 37　**12** 41

Q1 ×：着床→受精　**Q2** ×：プロゲステロン→エストロゲン　**Q3** ×：受精した日→最終月経の初日

🐾26 女性生殖器疾患・妊娠合併症（p.134 ～ 136）

🐾 **a** エストロゲン　**b** 子宮体部　**c** 子宮頸部　**d** ヒトパピローマウイルス（HPV）　**1** 悪性　**2** 早い　**3** 扁平上皮　**4** 腺　**5** ヒトパピローマウイルス（HPV）　**6** エストロゲン　**7** 不正性器出血

🐾 **1** 子宮内膜　**2** 子宮内膜以外　**3** エストロゲン

🐾 **1** 良性　**2** エストロゲン　**3** 月経　**4** 鉄欠乏性貧血

🐾 **1** 乳管　**2** 悪性　**3** 1　**4** エストロゲン　**5** ない　**6** アルコール　**7** 肥満　**8** 予防

🐾 **1** 妊娠　**2** アルブミン尿（たんぱく尿）　**3** 浮腫　**4** 子癇（けいれん）　**5** 発育不

全　6臓器障害　7胎盤　8浮腫　9食塩　10カルシウム拮抗
😾1糖質代謝異常　2糖尿病　3糖尿病合併妊娠　4ケトアシドーシス　5する
6高血糖　7インスリン　8巨大児
Q1 ×：子宮内膜に限られる→子宮内膜に限らない　**Q2** ×：子宮体がん→子宮頸
がん　**Q3** ×：妊娠前から糖尿病と診断されたもの→妊娠後はじめて軽度の糖代
謝異常がみとめられたもの

27 血液・凝固系の構造と機能 (p.137〜139)

😾a造血幹細胞　b赤芽球　c網赤血球　d血小板　e単球　f好塩基球　gB細
胞　1血球　2血漿　**A** 1くぼんだ　2酸素　3鉄　4核　5ミトコンドリア　6グ
ルコース　7エリスロポエチン　8 120　9脾臓　10ヘム　11間接　12直接
13胆汁　aヘム　b間接ビリルビン　cアルブミン　d直接ビリルビン　**B** 1免
疫　2好中球　3好酸球　4好塩基球　5単球　6リンパ球　**C** 1もたない　2出血
😾1凝固　2線溶　3プロトロンビン　4フィブリン　5ビタミンK　6プラスミン
Q1 ×：存在する→存在しない　**Q2** ×：病原体を貪食する→止血を行う　**Q3** ○

28 血液疾患 (p.140〜143)

😾**A** 1ヘモグロビン　2トランスフェリン　3上昇　4上昇　5フェリチン　6減
少　7小球性低色素性　8匙状爪（スプーンネイル）　**B** 1内因子（キャッスル内因
子）　2ビタミン B_{12}　3葉酸　4赤芽球　5増加　6ハンター舌炎　7ビタミン B_{12}
8多い　9数年で　**C** 1赤血球　2間接ビリルビン　3黄疸　4低下　5ヘモグロ
ビン　**D** 1低形成　2造血幹　3赤血球　4正球性　5赤血球・白血球・血小板
6・7易感染・出血傾向　8・9薬剤・感染　**E** 1エリスロポエチン　2正球性
😾a自己抗体　b基礎疾患　c凝固　d線溶　**A** 1自己抗体　2止血　3紫斑
B 1凝固系　2血栓　3線溶系　4延長　5出血　6プラスミン　7フィブリン
分解物　8血小板　**C** 1トロンビン　2出血　3男児　4正常である　5プロト
ロンビン　6延長する
Q1 ×：悪性腫瘍→胃切除後　**Q2** ×：葉酸欠乏→自己免疫異常や感染など　**Q3** ○

29 免疫・アレルギー (p.144〜147)

😾**A** 1初期　2好中球・好酸球・好塩基球　3マクロファージ　4樹状細胞　5ナ
チュラルキラー細胞（NK細胞）　6抗原　7後天的　**B** 1体液性　2細胞性　3B
細胞・マクロファージ・樹状細胞　4ヘルパーT細胞　5B細胞　6抗体（免疫
グロブリン）　7キラーT細胞　8B　9骨髄　10T　11胸腺　**C** 1形質　2特定
部位　3 2　4 2　aIgG　b胎盤　c後期　d2　e唾液　f母乳　g5　h初期
iIgD　jIgE　k肥満　lI
😾1免疫　2 4　a即時　b体液性　c肥満　dIgE　eヒスタミン　fアナフィ
ラキシー　g細胞障害　h・iIgG・IgM　j免疫複合体　k急性糸球体腎炎
lT細胞　m細胞性　nツベルクリン

224

Q1 ×：特異的→非特異的　**Q2** ○　**Q3** ×：IgG → IgE

30 食物アレルギー・免疫疾患（p.148 〜 150）
🐾 **1** たんぱく質　**2** IgE　**3** 肥満　**4** ヒスタミン　**5** 即時またはⅠ　**6** 〜 **13** 卵・牛乳・小麦・えび・かに・そば・落花生・くるみ　**14** 発赤（皮膚症状）　**15** 低下　**16** アナフィラキシーショック　**17** 食物依存性運動誘発アナフィラキシー　**18** IgE　**19** エピペン®（アドレナリン）　**20** 減感作
🐾 **1** 免疫複合体　**2** 女性　**3** ループス腎炎　**4** 蝶形紅斑　**5** レイノー現象　**6** 日光への曝露
🐾 **1・2** 涙腺・唾液腺　**3** 減少　**4・5** ドライアイ・ドライマウス
🐾 **1** 線維化　**2** 消化器全体　**3** 低下　**4** 低下　**5・6** 嚥下障害・胃食道逆流症　**7** レイノー現象
🐾 **1** 滑膜　**2・3** 朝のこわばり・関節の腫れ　**4** 女性
🐾 **1・2・3** 性交渉・母子感染・輸血　**4** ヒト免疫不全ウイルス　**5** CD4 陽性 T 細胞　**6** 日和見　**7** ニューモシスチス肺炎
Q1 ×：好中球数→好酸球数　**Q2** ×：みられない→みられる

31 病原体（p.151 〜 152）
🐾 **a** ブドウ　**b** レンサ　**c** ボツリヌス菌・セレウス菌　**d** 淋菌・髄膜炎菌　**e** 大腸菌・サルモネラ菌　**1** 核　**2** 球菌　**3** 桿菌　**4** グラム　**5** グラム陽性　**6** グラム陰性
🐾 **1** かび・酵母・キノコ　**2** もち　**3** 消化管　**4** カンジダ　**5** ニューモシスチス・イロベチイ
🐾 **1** たんぱく質の殻　**2** 核酸　**3** 子宮頸がん　**4** DNA　**5** RNA
🐾 **1** アニサキス　**2** 赤痢アメーバ

32 感染症（p.153 〜 154）
🐾 **1** 空気　**2** 飛沫　**3** 接触　**4** 経口　**5** 性行為　**6** 血液　**7** 結核　**8** 麻疹　**9** 水平　**10** 垂直（母子）
🐾 **1** 新興　**2** 再興　**3** 〜 **5** SARS・AIDS・新型コロナウイルス感染症　**6** MRSA　**7** 結核
🐾 **1** 院内　**2** 市中　**3** 薬剤耐性　**4・5** MRSA・VRSA　**6** 日和見
🐾 **1** 飛沫　**2** 細菌　**3** エンテロウイルス　**4** する　**5** 飛沫・母子　**6** 梅毒トレポネーマ
Q1 ×：経口感染→空気感染　**Q2** ×：同一患者に繰り返し発症する→長期間にわたり流行がみられなかった感染が再び多くの人に流行する

3章

1 食べ物の消化過程 (p.156〜158)

🐾 **a** 咽頭　**b** 胃　**c** 肝臓　**d** 胆嚢　**e** 膵臓　**f** 小腸　**g** 大腸　**1** 消化管　**2** 蠕動運動　**3** 胃　**4** 十二指腸　**5** 小腸粘膜

🐾 **A** **1** ペプシノーゲン　**2** 胃酸　**3** 酸　**4** 促進　**5** 抑制　**6** ペプシン　**7** エンド　**a** ペプシノーゲン　**b** 主　**c** 胃酸　**d** 壁　**e** セクレチン　**f** ガストリン　**B** **1** 吸収上皮　**2** 膜消化　**3** 抑制　**4** 膵臓　**5** 重炭酸イオン（HCO$_3^-$）　**C** **1・2** 水・無機塩類　**3** 糞便　**4** 増加　**5** 低い

Q1 ×：抑制する→促進する　**Q2** ○

2 栄養素別の消化・吸収 (p.159〜162)

🐾 **a** α-アミラーゼ　**b** スクラーゼ　**c** ラクターゼ　**d** グルコース　**e** フルクトース　**f** ガラクトース　**1** α-アミラーゼ　**2** スクラーゼ　**3** フルクトース　**4** ラクターゼ　**5** ガラクトース　**6** グルコース　**7** ガラクトース

🐾 **a** ペプシン　**b** トリプシン　**c** カルボキシペプチダーゼ　**d** キモトリプシン　**1** ペプシン　**2** トリプシン　**3** キモトリプシン　**4** カルボキシペプチダーゼ　**5** 異なる

🐾 **a** 胆汁酸　**b** リパーゼ　**1** 肝臓　**2** 含まない　**3** 乳化　**4** リパーゼ　**5** カイロミクロン　**6** リンパ液　**7** 左鎖骨下静脈　**8** 門脈　**9** 肝臓

🐾 **1** 脂質　**2** カイロミクロン　**3** リンパ管　**4** やすい　**5** 過剰症　**6** 門脈　**7** にくい　**8** 欠乏症

🐾 **1** 門脈

Q1 ×：たんぱく質→でんぷん　**Q2** ○

3 糖質の体内代謝 (p.163〜164)

🐾 **A** **1** 小腸　**2** 門脈　**3** 肝臓　**4** 上昇　**5** 使われる　**6** 上昇　**7** 骨格筋　**8** インスリン　**9** 促進　**B** **1** 抑制　**2** 促進　**3** グリコーゲン　**4** グリセロール　**5** 脂肪酸　**6** 肝臓　**7** 促進　**8** 促進　**9** グリセロール　**10** 乳酸　**11** 糖原性アミノ酸　**a〜d** 純粋なケト原性アミノ酸・脂肪酸・アセチル CoA・ケトン体

Q1 ×：抑制→促進　**Q2** ×：グルコースの取り込み→筋たんぱく質の分解

4 血糖とその調節 (p.165〜168)

🐾 **a** グルコース　**b** グリコーゲン　**c** 糖新生　**d** 遊離脂肪酸　**e** インスリン　**f** グルカゴン　**g** アドレナリン　**h** グルココルチコイド

🐾 **A** **1** グルコース　**2** グリコーゲン　**3** グルコース　**4** 糖新生　**5** しない　**B** **1** グルコース　**2** しない　**3** 肝臓　**4** する　**C** **1** グルコース　**2** されない　**3** グルコース -6- ホスファターゼ　**4** 増加　**5** インスリン　**6** 合成　**7** 乳酸　**8** できない　**D** **1** 脂肪酸　**2** トリグリセリド　**3** ペントースリン酸回路　**4** NADPH　**5** リボース 5-リン酸　**E** **1** もたない　**2** する

😺 **1** 乳酸　**2** アミノ基　**3** ピルビン酸　**4** アラニン　**5** 尿素回路　**6** 糖新生　**a** グルコース 6-リン酸　**b** ピルビン酸　**c** アラニン

Q1 ×：抑制→促進　**Q2** ×：抑制→促進

5　食物繊維・難消化性糖質 (p.169 ～ 170)

😺 **a** 酵素的　**b** 嫌気的　**c** 短鎖　**d** 2

😺 **1** 水溶性食物繊維　**2** 不溶性食物繊維　**3** 2　**4** されない

😺 **1** 難消化性オリゴ糖　**2** 糖アルコール　**3** 下痢　**4** 短鎖　**5** プロ　**6** プレ

Q1 ○　**Q2** ×：プロバイオティクス→プレバイオティクス

6　脂質の体内代謝 (p.171 ～ 175)

😺 **a** リポたんぱく質リパーゼ　**b** グリセロール　**c** ホルモン感受性リパーゼ　**d** β 酸化　**1** 促進　**2** 抑制　**3** 上昇

😺 **1** 筋肉　**2** 脂肪組織　**3** 食後　**4** トリグリセリド　**5** グリセロール　**6** 空腹時　**7** 脂肪組織　**8** グリセロール　**9** エネルギー源　**10** 促進　**11** インスリン

😺 **a** n-6 系　**b** リノール酸　**c** γ-リノレン酸　**d** アラキドン酸　**e** n-3 系　**f** α-リノレン酸　**g** エイコサペンタエン酸(EPA)　**h** ドコサヘキサエン酸(DHA)　**1** 必須　**2** α-リノレン酸　**3** リノール酸　**4** エイコサペンタエン酸(EPA)　**5** ドコサヘキサエン酸(DHA)　**6** アラキドン酸　**7** エイコサノイド

😺 **a** アシル CoA　**b** カルニチン　**c** アセチル CoA　**1** アシル CoA　**2** 外　**3** カルニチン　**4** アシルカルニチン　**5** 内　**6** アシル CoA　**7** β 酸化　**8** アセチル CoA　**9** 亢進　**10** クエン酸回路

😺 **1** 細胞質　**2** マロニル CoA

Q1 ×：必須脂肪酸ではない　**Q2** ×：合成される→合成されない　**Q3** ○　**Q4** ×：抑制→亢進　**Q5** ○

7　脂質の臓器間輸送 (p.176 ～ 178)

😺 **a** カイロミクロン　**b** VLDL　**c** LDL　**d** HDL

😺 **1** 小腸上皮　**2** カイロミクロン　**3** 左鎖骨下静脈　**4** アポたんぱく質　**5** リポたんぱく質　**6** 表層部分　**7** 内　**8 ～ 11** カイロミクロン・VLDL・LDL・HDL　**12** カイロミクロン　**13** HDL　**14** 増加　**15** コレステロール

😺 **A 1** 増加　**2** 肝臓　**3** エネルギー　**4** アルブミン　**5** ホスホリパーゼ　**6** 促進　**7** できる　**8** できない　**B 1 ～ 3** アセト酢酸・β-ヒドロキシ酪酸・アセトン　**4** できる　**5** できない　**6** 促進

Q1 ○　**Q2** ×：外側→内側　**Q3** ×：亢進する→抑制される　**Q4** ×：空腹時→食後　**Q5** ○

8　コレステロール代謝の調節 (p.179 ～ 181)

😺 **a** アセチル CoA　**b** HMG-CoA 還元酵素　**c** メバロン酸　**d** 胆汁酸　**e** ステロ

イド　**1** できる　**2** アセチル CoA　**3** なる　**4** HMG-CoA 還元酵素　**5** 減少　**6** 増加　**7** できない

🐾 **1** ステロイド　**2** ステロイド骨格　**3・4** 副腎皮質・性　**5** グルココルチコイド（コルチゾールなど）　**6** ミネラルコルチコイド（アルドステロンなど）　**7** エストロゲン　**8** プロゲステロン　**9** テストステロン

🐾 **a** 胆汁酸　**b** 総胆管　**c** 十二指腸　**d** 回腸　**1** 胆汁酸　**2** 回腸　**3** 腸肝循環　**4** されない

Q1 ○　**Q2** ×：利用される→利用されない

9 たんぱく質・アミノ酸の体内代謝 (p.182 〜 184)

🐾 **1** 遊離アミノ酸　**2** 食事由来　**3** 体たんぱく質　**4** される　**5** B₆　**6** アラニン　**7** グルコース・アラニン回路　**8** バリン　**9** ロイシン　**10** イソロイシン　**11** 骨格筋　**12** 促進　**13** 促進

🐾 **A 1** アミノ酸　**2** 門脈　**3** 上昇　**B 1** 糖新生　**2** 分解　**3** ピルビン酸　**4** アラニン　**5** エネルギー

🐾 **a 〜 d** スレオニン・メチオニン・ヒスチジン・バリン　**e 〜 g** イソロイシン・トリプトファン・フェニルアラニン　**h・i** ロイシン・リシン　**1** 糖原性アミノ酸　**2** オキサロ酢酸　**3** ケト原性アミノ酸　**4** アセチル CoA

🐾 **1** 12　**2** 180　**3** 240　**4** 80　**5** 遅い　**6** 急速代謝回転たんぱく質（ラピッドターンオーバープロテイン：RTP）　**7 〜 9** レチノール結合たんぱく質・トランスサイレチン（プレアルブミン）・トランスフェリン　**10** 短期間の栄養状態　**a** アルブミン　**b** トランスフェリン　**c** トランスサイレチン（プレアルブミン）　**d** レチノール結合たんぱく質

Q1 ×：低下→上昇　**Q2** ○

10 摂取するたんぱく質の量と質の評価 (p.185 〜 187)

🐾 **A 1** 食事　**2** 排泄　**3** 維持される　**4** 平衡　**5** 正　**6** 負　**7** 負　**B a** 体内保留窒素　**b** 吸収窒素　**c** 体内保留窒素　**d** 摂取窒素　**e** 消化吸収率　**1** 吸収窒素量　**2** 体内保留窒素量　**3** 摂取　**4** 低い　**C 1** たんぱく質の摂取量　**2** 体重増加量

🐾 **a** アミノ酸価　**b** 制限　**c** 不可欠　**1** 不可欠アミノ酸　**2** 制限アミノ酸　**3** 第一制限アミノ酸　**4** アミノ酸価　**5** 100　**6** 100　**7 〜 15** イソロイシン・ロイシン・リシン・メチオニン・フェニルアラニン・トレオニン・トリプトファン・バリン・ヒスチジン　**16** アミノ酸補足効果　**17** アミノ酸インバランス

Q1 ○　**Q2** ×：可欠→不可欠

11 脂溶性ビタミンの構造と機能 (p.188 〜 190)

🐾 **1** リンパ管　**2** される　**3** する

🐾 **A 1** レチノイド　**2** レチノール　**3** レチナール　**4** レチノイン酸　**5** ロドプシン　**6** プロビタミン A　**7** β-カロテン　**8** 小腸　**9** 引き起こさない　**B 1** される

2 7-デヒドロコレステロール　**3・4** 肝臓・腎臓　**5** 小腸　**6** カルシウム　**7** リン　**8** 核内　**9** DNA　**C** **a** 還元　**b** 酸化　**1** 抗酸化　**2** 多価不飽和脂肪酸　**3** 過酸化　**4** 酸化型　**5** 還元型　**D** **1** フィロキノン　**2** メナキノン　**3** 腸内細菌　**4** プロトロンビン　**5** オステオカルシン　**6** γ-カルボキシグルタミン酸

😺 **a** 頭蓋内圧亢進　**b** 胎児奇形　**c** 夜盲症　**d** くる病　**e** 骨軟化症　**f** 溶血性貧血　**g** 新生児メレナ

Q1 ×：核外→核内　**Q2** ×：短縮→延長

12 水溶性ビタミンの構造と機能 (p.191 ～ 194)

😺 **A** **1** ピルビン酸脱水素　**2** α-ケトグルタル酸脱水素　**3** 増加　**4** 増加　**5** 増加　**6** 尿中　**B** **1** FAD　**2** FMN　**3** 酸化還元　**4** 尿中　**C** **1** 解糖系　**2** NAD　**3** 増加　**4** トリプトファン　**D** **1** ピリドキサールリン酸　**2・3** ALT・AST　**4** たんぱく質　**5** 増加　**E** **1** コバルト　**2** 胃　**3** 壁　**4** 内因子　**5** 回腸　**6** 菜食主義　**F** **1** ポリグルタミン酸型　**2** モノグルタミン酸型　**3** 一炭素単位代謝系　**4** ホモシステイン　**5** メチオニン　**6** ホモシステイン　**7** 上昇　**G** **1** コエンザイム A（CoA）　**H** **1** アセチル CoA カルボキシラーゼ　**2** ピルビン酸カルボキシラーゼ　**3** される　**4** アビジン　**I** **1** コラーゲン合成　**2** 増加　**3** 抗酸化　**4** 3　**5** 2

😺 **a** 脚気　**b** ウェルニッケ脳症　**c** ペラグラ　**d** 巨赤芽球性貧血（悪性貧血）　**e** 巨赤芽球性貧血　**f** 壊血病

Q1 ○　**Q2** ×：空腸→回腸

13 多量ミネラル (p.195 ～ 197)

😺 **a** 浸透圧　**b** 外　**c** 浸透圧　**d** 内　**e** 収縮　**f** 歯　**g** 骨　**h** 歯　**i** 核酸　**j** 細胞膜リン脂質

😺 **A** **1** 外　**2** 上昇　**3** 尿　**B** **1** 内　**2** 低下　**C** **1** 小腸　**2** 能動　**3** 25 ～ 30　**4** 促進　**5** 歯　**6** ヒドロキシアパタイト　**7** 甲状腺　**8** カルシトニン　**9** 副甲状腺　**10** パラトルモン　**11** 上昇　**12** 減少　**D** **1** 尿中　**2** 50 ～ 60　**E** **1** 核酸　**2** たんぱく質　**3** カルシウム

😺 **a** 高血圧症　**b** ミルク・アルカリ症候群　**c** 下痢　**d** 筋無力症

Q1 ○　**Q2** ×：抑制→促進　**Q3** ×：便秘→下痢

14 微量ミネラル (p.198 ～ 201)

😺 **a** ヘモグロビン　**b** 味覚　**c** スーパーオキシドジスムターゼ（SOD）　**d** 活性酸素　**e** スーパーオキシドジスムターゼ（SOD）　**f** ピルビン酸脱炭酸酵素　**g** スーパーオキシドジスムターゼ（SOD）　**h** 甲状腺　**i** グルタチオンペルオキシダーゼ　**j** インスリン

😺 **A** **a** 骨髄　**b** 脾臓　**c** 胆汁　**d** フェリチン　**1** 機能　**2** 貯蔵　**3** ヘモグロビン　**4** 酸素　**5** C　**6** 低い　**7** トランスフェリン　**8** フェリチン　**9** される　**B** **1** スーパーオキシドジスムターゼ（SOD）　**2** フィチン酸　**C** **1** セルロプラスミン　**2** スー

パーオキシドジスムターゼ（SOD）　**3** ウィルソン病　**4** メンケス病　**D 1** スーパーオキシドジスムターゼ（SOD）　**2** ピルビン酸脱炭酸酵素　**E 1** 甲状腺　**2** 甲状腺ホルモン　**3** 海藻　**F 1** グルタチオンペルオキシダーゼ　**G 1** 増強
a 鉄欠乏性貧血　**b・c** 味覚障害・皮膚炎　**d** メンケス病　**e** 甲状腺腫　**f** 克山病　**g** 耐糖能低下
Q1 ×：ビタミンD →ビタミンC　**Q2** ×：高い→低い　**Q3** ×：モリブデン→銅
Q4 ○

15 水・電解質 (p.202 ～ 206)
a 2,400　**b** 1,000　**c** 代謝水　**d** 不感蒸泄　**1** 代謝水　**2** 脂質　**3** 糖質　**4** たんぱく質　**5** 不可避尿　**6** 随意尿　**7** 受けない　**8** 不感蒸泄　**9** 800 ～ 900　**10** 含まれない　**11** 含まれない　**12** 多い　**13** 低下
1 60　**2** 55　**3** 2 ～ 3　**4** ほぼ一定である　**5** 内　**6** 外　**7** 少ない
a 水分　**b** 塩分　**c** 高　**d** 低　**1** 体液量　**2** 高張性脱水　**3** 内　**4** 外　**5** 外　**6** 低張性脱水　**7** 低張性脱水　**8・9** 脳浮腫・意識障害　**10** 低下
1 組織間液（間質液）　**2** 上昇　**3** 低下　**4** 低下　**5 ～ 7** 下肢・顔面・眼瞼部
a 外　**b** 内　**1** 電解質　**2** 外　**3** 内　**4** 外
1 尿中　**2** 7.40　**3** 7.35　**4** 7.45
Q1 ○　**Q2** ×：含まれる→含まれない　**Q3** ○　**Q4** ×：ナトリウムイオン→カリウムイオン

16 エネルギー代謝 (p.207 ～ 210)
1 cal　**2** 物理的　**3** 生理的　**4** ルブネル　**5** アトウォーター　**6** たんぱく質　**7** 4　**8** 4　**9** 9
A 1 覚醒　**2** 早朝空腹　**3** 仰臥位（あおむけ）　**4** 筋肉　**5** 高く　**6** 高い　**B 1** 多い　**2** 高い　**3** 20　**C 1** 基礎代謝量　**2** 安静時代謝量　**D 1** エネルギー代謝　**2** 上昇　**3** たんぱく質　**4** できない　**5** 大きい
A 1 直接法　**2** 酸素　**3** 二酸化炭素　**4** 窒素　**5** 間接法　**6・7** 酸素・水素　**8** 安定同位　**B a** 1.0　**b** 0.7　**c** 0.8　**1** 二酸化炭素　**2** 酸素　**3** 糖質　**4** 二酸化炭素　**5** 非たんぱく質呼吸商（NPRQ）　**6** 大きく　**a** 二酸化炭素排出量　**b** 酸素消費量　**c** 二酸化炭素排出量　**d** たんぱく質　**e** 酸素消費量　**f** たんぱく質
Q1 ×：高い→低い　**Q2** ×：小さい→大きい　**Q3** ○　**Q4** ×：異なる→等しい

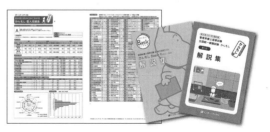

書いて覚える管理栄養士国家試験対策ワークブック　かんすた
―人体の構造と機能及び疾病の成り立ち・基礎栄養学―　第2版

2022年 8 月31日　第1版第1刷発行
2023年 7 月29日　第2版第1刷発行
2024年 4 月29日　第2版第2刷発行

監　修	久保田　優、川端　輝江
編　集	管理栄養士国家試験対策「かんもし」編集室
発行者	市川　圭介
発行所	株式会社インターメディカル
	〒113-0033
	東京都文京区本郷3-19-4　本郷大関ビル6F
	TEL 03-5802-5801　　FAX 03-5802-5806
	URL　https://www.intermed.co.jp
カバーデザイン	クニメディア株式会社
組　版	クニメディア株式会社
印刷製本	株式会社平河工業社

© Intermedical Inc., 2023
Printed in Japan　ISBN978-4-900828-87-2

╲ 読者アンケート実施中 ╱
みなさまのご意見・ご感想をぜひお寄せください！
アンケートにご協力いただいた方全員に、
弊社マスコットのWatchanグッズを差し上げます！